DU

ZONA OPHTHALMIQUE

PAR

Marc PACTON

Docteur en médecine de la Faculté de Paris,
Ancien externe des hôpitaux.

PARIS
V. A. DELAHAYE ET C°, LIBRAIRES-ÉDITEURS
Place de l'Ecole-de-Médecine.

1878

DU

ZONA OPHTHALMIQUE

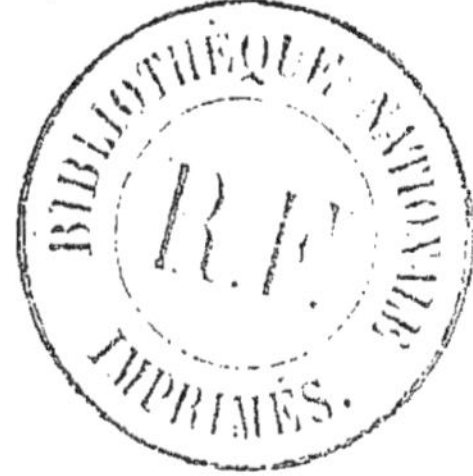

PAR

Marc PACTON

Docteur en médecine de la Faculté de Paris,
Ancien externe des hôpitaux.

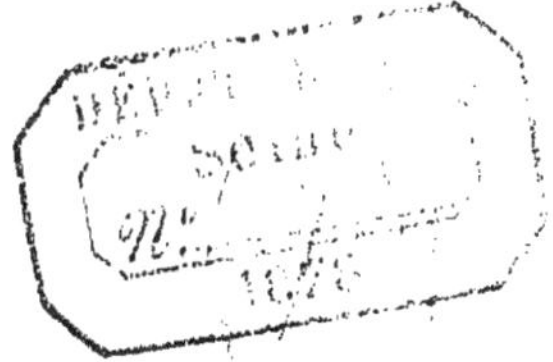

PARIS

V. A. DELAHAYE ET Cᵉ, LIBRAIRES-ÉDITEURS

Place de l'Ecole-de-Médecine.

1878

DU

ZONA OPHTHALMIQUE

INDICATIONS BIBLIOGRAPHIQUES

Bœrensprung. — Die Gürtelkrankeit, in Annalen des Charité-Krankenhauses. 1861. Neunter Band, 2 Heft, s. 40.

Hutchinson (Jonathan). — A clinical Report of herpes zoster frontalis seu ophthalmicus. Shingles affecting the forehead and nose, in Ophthalmic Hospital Reports. Vol. V, 1866, part. 4, pp. 191 et 631. — A second report on herpes zoster frontalis, ibid. vol. VI, 1866, part. 3, p. 181. — Third series of cases of herpes frontalis. Ibid., part. 4, p. 263.

Bowman (Wm.). — Cases of zoster, or unilateral confluent herpes of the ophthalmic region, in Ophthalmic Hospital Reports. Vol. VI, part. 1, 1867, p. 1.

Mongeot. — Recherches sur quelques troubles de nutrition consécutifs aux affections des nerfs. Th. de doc., Paris, 1867.

Bowater. — S. Vernon. Cases of herpes ophthalmicus in Saint Bartholo New's Hospital Reports. 1868. Vol. IV, p. 121.

Jeffries. — A case of herpes zoster ophthalmicus, in Boston med. and surg. Journal. May, 27, and June, 3.

Jacksch (Rudolf). — Zur Casuistik des Herpes Zoster frontalis seu ophthalmicus. Inaug. Diss. Breslau, 1869.

Steffan. — Klinische Erfahrungen und studien über herpes zoster ophthalmicus und seine Beziehung zum Auge. Erlangen, 1869, S. 25-47.

Année 1870.

EMMERT (Emil). — Fälle von Herpes ophthalmicus. Wiener med. Wochenschr. 42.

JACKSCH (Rudolf). — Zur Casuistik der Herpes Zoster ophthalmicus. Inaug. Diss. 42 pp. Breslau.

JEFFRIES (Joy).— Three cases of herpes Zoster frontalis seu ophthalmicus. Trans. Amer. ophth. Soc. p. 101-103.

JOHNEN. — Eine weitere notiz zum herpes zoster im Bereich des Nervus trigeminus. Deutsche Klinik, p. 89.

TALKO. — Krankheiten des Ramus ophthalmicus nervi trigemini. Caucas. medic. Gesammtzeitschritt, n° 9, Tiflis.

Années 1871.

HORNER und WYSS.—Sectionsbefund bei Herpes Zoster ophthalmicus. Verein jüngerer Aerzte in Zurich. Corresp. bl. f. Schweizer Aerzte, p. 51, n° 109.

ARLT. — Fäll von Herpes Zoster des ersten trigeminusastes. Wien. med. Wochenschrift, p. 1165. Wien. med. Presse, p. 1216.
Oestr. Zeitschr. für pract. Heilk, 48.

KOCKS (Joseph). — Ueber den Herpes Zoster ophthalmicus. Inaug. Dissertation, 40 pp. Bonn. F. Krüger.

WYSS (Oscar). — Beitrag zur Kenntniss des Herpes Zoster. Archiv f. Heilkunde, p. 261-293 und p. 564.

TALKO (Jos. Lublin). — Beiträge zur ophthalmologischen Casuistik. Zoster frontalis s. ophthalmicus. 1870 (russe).

LAQUEUR. — Herpès ophthalmicus. Annales de Dermathologie et de Syphiliographie. Vol. IV, p. 6.

SICHEL (A.). — De l'herpès frontal ou zona de la face, Union médicale, n°s 86 et 87, p. 580 et 594.

Année 1872.

HYBORD (Albert). — Du zona ophthalmique et des lésions oculaires qui s'y rattachent. Thèse de Paris, 162 p.

HUBERT (André). —Herpes zoster frontalis s. ophthalmicus. Presse méd., XXIV, 17.

HUBSCH. — Herpès zoster général chronique. — Atrophie blanche des papilles des deux yeux. — Délire furieux. Ann. d'ocul., 67, p. 237-245.

TARDY (L.). — Zona du front, et du cuir chevelu ayant donné lieu à des troubles de la vue. Anesthésie consécutive. Ptosis. Guérison. Journ. d'ophth. I, p. 406-408.

OLLIVIER (Aug.). — Quelques réflexions sur la pathogénie de l'angine herpétique à propos d'un cas de zona de la face. Gaz. méd. de Paris, n° 44, p. 533.

GOSETTI (Fr.). — Quattro casi di herpes zoster ophthalmicus. Storia clinica e considerazioni. Annali di Ottalm. 11, p. 3-23.

Année 1873.

DELENS (Rivet). — Zona ophthalmique avec conjonctivite, hyperesthésie consécutive. Gaz. des hôp., p. 930.

PHILIPPE. — Ueber Zona ophthalmica ; Bericht über die Abhandlung von Hybord über diese affection. Union méd., 148.

BOUCHUT. — Du zona et de l'herpès produits par la névrite. Gaz. des hôp., p. 17, 47.

— Du zona frontal ou ophthalmique et des lésions oculaires qui s'y rattachent. Gaz. des hôp., p. 49-50.

ABRAHAMSZ (Th.). — Neuritis rami primi trigemini, Bijbaden, 14 de Verslag, Nederl. Gasthuis voor ooglijders, p. 1-28.

JEFFRIES (B. Joy). — Two cases of herpes zoster ophthalmicus destroying the eye. Transact. Amer. ophth. Soc., p. 73-78.

NOYES (H.-D.). — Herpes zoster ophthalmicus of the left side ; causing loss of the corresponding eye, and subsequent loss of the opposite eye. Transact. Amer. ophth. Soc., p. 71-72.

Année 1874.

JACLARD (Victor). — Contribution à l'étude de l'herpes ophthalmicus, altérations de la cornée, pathogénie et séméiologie. Diss. inaug. Genève, 76 pp.

Bulkley. — Case of herpes zoster frontalis, successfully treated by electricity. Archives of dermatology. New-York. Vol. I., p. 54-55.

Lagarde. — De l'herpès produit par la névrite du nerf ophthalmique. Gaz. des hôpitaux, p. 147.

Wadsworth (F.). — Case of herpes zoster ophthalmicus. The whole side of nose involved without affection of the eye. Transact. Amer. ophth. Soc., p. 219-220.

Mathewson (A.). — Treatment of cases of herpes zoster frontalis by electricity. Transact. Amer. ophth. Soc., p. 228-231.

Jeffries (Joy).— Six cases of herpes zoster ophthalmicus, with remarks. Transact. Amer. ophth. Soc., p. 221-227.

M'Crea. — Complicated herpes zoster. Dublin Journ. of med. science. Vol. LVIII, p. 309.

Carry. — Note sur un cas de zona ophthalmique; récidives multiples. Lyon méd., p. 262.

Kosminski (L.). —Herpes zoster facialis. Denkschr. d. Warschauer ärztl. Ges.

Renaut. — Otite suppurée, zona symptomatique le long des branches du trijumeau. Bull. de la Soc. anatomique, p. 642.

Rockwell (A.-D.). On the relation of electricity to the pain of herpes zoster. Philadelphia med. Times, July 25.

Année 1875.

Sattler (H.).— Ueber das wesen des Herpes Zoster ophthalmicus. Ges. d. Aerzte in Wien. Wiener medicale Presse, p. 1044-1046.

Wadsworth (O.-F.). — An unusual case of herpes zoster ophthalmicus. Boston med. and surg. Journ. February 25, p. 224.

Cofler. — Contribuzione alla casuistica dell' herpes zoster ottalmico. Annali di Ottalm., IV, p. 391-397.

Jorisenne (Gust.). — Observations de zona ophthalmique et d'herpès avec des considérations sur leur étiologie. Ann. de la Société méd.-chir. de Liége.

OBSERVATIONS.

Observation I.

Zona ophthalmique et zona du maxillaire supérieur, côté gauche.

X..., étudiant en médecine à Paris, rue de la Sorbonne, 10.

Dans ses antécédents, le malade n'accuse ni manifestation rhumatismale, ni douleurs névralgiques. Il a toujours joui d'une bonne santé, et il est, du reste, dans de bonnes conditions hygiéniques.

Le 2 janvier 1876, sans avoir éprouvé le moindre phénomène névralgique, le malade ressentit à la racine du nez, du côté gauche, un chatouillement désagréable, et bientôt une démangeaison cuisante, insupportable. Il s'aperçut qu'il y avait là une surface rouge, enflammée, très-douloureuse à la pression.

Le 3, de petites vésicules, agglomérées, s'élevèrent sur cette base enflammée. En même temps, de nouvelles surfaces rouges, séparées par des intervalles de peau saine, se montraient depuis la racine du nez jusqu'à son extrémité. Dans les sourcils, sur les paupières supérieure et inférieure, et sur la joue gauche, on remarquait également des plaques qui toutes étaient le siége de picotements fort désagréables.

Le 4, l'œil gauche devenait rouge, douloureux et légèrement sensible à la lumière. Pas de larmoiement. Des vésicules se montraient en grand nombre sur la joue gauche, le nez, les paupières et l'arcade sourcilière : mais, chose remarquable, le front était respecté : aucune trace de vésicules, aucune surface enflammée, aucune douleur. Certaines vésicules étaient réunies, principalement à la racine du nez, début de l'éruption, et formaient déjà de véritables phlyctènes.

Le jour même, dans la soirée, soit que le malade se fût exposé au froid, qui était très-vif au moment, 10° au-dessous de 0, soit que la maladie suivît son cours, un œdème considérable se développa avec une grande rapidité. On fut d'abord frappé de l'aspect différent des deux moitiés du visage. Le front, comme je l'ai déjà dit, était entièrement respecté. A droite, la face ne présentait rien de particulier. A gauche, au contraire, existait un œdème considérable, une rougeur inflammatoire intense, parsemée de vésicules isolées ou agglomérées. Le menton était aussi respecté. En résumé, les parties intéressées étaient : sourcil, paupières, œil gauche joue, région temporale du côté gauche et la moitié gauche de la lèvre supérieure.

En même temps que l'éruption se montrait à l'extérieur sur la moitié gauche de la face, une éruption interne avait lieu sur la muqueuse nasale du même côté. Cette éruption avait été précédée par une sensation de sécheresse fort vive, par une démangeaison cuisante, et par un gonflement douloureux de la muqueuse qui empêchait le malade de respirer par la narine correspondante.

Dès ce moment, perte de l'appétit, sans nausées, sans vomissements; langue peu chargée; pas de fièvre; frisson très-léger au moment de l'apparition de l'œdème.

Le 5, l'œdème atteint ses dernières limites. La peau est turgescente, très-douloureuse au plus léger contact. L'air froid, ou l'agitation de l'air ambiant impressionne douloureusement le malade, tant l'hyperesthésie est prononcée! Du reste, les parties œdématiées sont constamment le siége d'une *chaleur âcre*, *sèche*, *mordicante*, qui rappelle exactement la chaleur de l'érysipèle. A la pression, avec la pulpe du doigt, l'analogie avec l'érysipèle s'accentue : les douleurs réveillées sont comparables à des piqûres multiples produites par un faisceau d'épingles. Arrivé à cette période de la maladie, le patient n'est plus tourmenté par les démangeaisons du début, ou plutôt ces démangeaisons passent ina perçues, masquées qu'elles sont par la chaleur sèche, mordicante, continue, qui a fait son apparition en même temps que l'œdème.

Pas d'élancements douloureux, pas de névralgies.

Les vésicules sont maintenant réunies en phlyctènes de la grosseur d'un pois; quelques-unes même atteignent le volume d'une petite noisette. Il est facile, dès lors, de suivre la distribution des vésicules et de remarquer les différents trajets qu'elles affectent. Deux ou trois phlyctènes, qui empiètent les unes sur les autres, se voient tout d'abord à la racine du nez, sur les filets internes et cutanés du nerf nasal, qui se portent vers cette racine.

Dans le sourcil gauche, on trouve disséminées de nombreuses

vésicules; à la tête et à la queue du sourcil se voient plusieurs phlyctènes d'un gros volume.

Sur la moitié antérieure de la région temporale, dans une petite étendue, suivant une ligne qui serait le prolongement du sourcil, existent trois plaques, petites, rouges, surmontées de vésicules; elles sont situées au niveau de la branche nerveuse qui sert d'anastomose entre le nerf frontal externe et le facial.

Les paupières de l'œil gauche, considérablement tuméfiées, sont recouvertes de phlyctènes; aux deux angles internes et externes se voient plusieurs vésicules agglomérées entourées d'une aréole rouge.

Sur le nez, cinq ou six plaques rouges, avec vésicules et phlyctènes, s'étendent de la racine à l'extrémité. Grosses phlyctènes à cette extrémité. L'éruption ne dépasse pas la ligne médiane; elle s'étend sur le versant gauche du nez dans le territoire animé par le maxillaire supérieur.

Au niveau du trou sous-orbitaire, ainsi que sur la moitié gauche de la joue, de la lèvre gauche, dans la moustache, — territoire qui est encore animé par le maxillaire supérieur, — on voit également plusieurs groupes de vésicules, les uns intacts, les autres laissant écouler un liquide qui commence déjà à perdre sa transparence.

Le malade ressent des douleurs vives; des démangeaisons cuisantes, insupportables dans les poils du sourcil et de la moustache. Notons que jusqu'à ce moment le malade n'a éprouvé aucune douleur lancinante. La fièvre cependant n'a pas fait son apparition. Quelques rêvasseries pendant la nuit; sommeil léger, troublé par la douleur. Inappétence absolue.

C'est avec difficulté qu'on parvient à écarter les paupières pour examiner l'œil. La *cornée* ne présente, pour l'instant, aucune vésicule, ni aucune trace de vésicule; elle est transparente; l'*iris* paraît sain; la *pupille* est un peu plus contractée que celle du côté sain; légère photophobie.

Le 6, le liquide contenu dans les vésicules se trouble; quelques phlyctènes se crèvent et laissent échapper un liquide louche. Les croûtes ne vont pas tarder à se former; en général épaisses, elles prendront une coloration noirâtre.

A cette époque, le malade qui éprouve, comme les jours précédents, des démangeaisons dans la fosse nasale gauche, se mouche fréquemment et constate sur son mouchoir la présence de croûtes noirâtres, qu'il sent manifestement se détacher de la muqueuse nasale et qui sont certainement constituées par de la sérosité desséchée d'une ou de plusieurs vésicules herpétiques. La surface de la narine gauche est humide et recouverte de mucus et de phlyctènes dans lesquelles le liquide est manifestement trouble ; l'écoulement nasal est assez abondant, et, en se mouchant, le malade rend du mucus mêlé à du pus et sillonné par des stries sanguines.

Les différents appareils, examinés avec soin, ont fourni les résultats suivants : appétit nul, pas de vomissements. Langue chargée ; constipation. Du côté du cœur, battements réguliers, un peu forts ; dans les poumons, rien ; dans les urines, ni sucre, ni albumine. Apyrexie complète, pas de chaleur de la peau. Pouls à 75.

Traitement. — Sulfate de magnésie. Saindoux frais (sans avoir été fondu), appliqué sur le visage, empêche le contact de l'air et combat la sécheresse de la peau.

Les jours suivants, c'est-à-dire du 7 au 20 janvier, rien d'anormal. L'œdème diminue progressivement, et les croûtes se forment peu à peu. Elles ont un aspect noirâtre. Les démangeaisons persistent avec des douleurs continues, mais aucune douleur lancinante n'est venue s'ajouter à la sensation de brûlure que le malade ressent continuellement au niveau des plaques herpétiques.

Le malade accuse des douleurs limitées aux deux incisives et à la canine du côté gauche. Ces douleurs, ressenties dans les jours précédents, s'accentuent très-nettement. C'est encore une branche du maxillaire supérieur qui est intéressée : le *nerf dentaire antérieur*, qui naît à l'intérieur du canal sous-orbitaire, et se dirige verticalement en bas vers la canine et les incisives auxquelles il se distribue.

Le 11, la cornée, examinée à l'éclairage oblique, *a perdu de sa transparence*, *l'iris offre une coloration moins nette que celle du côté opposé; la pupille* est aussi un peu plus contractée, plus paresseuse; la vision est à peu près normale ; *photophobie* légère.

Le 20, le malade se soigna lui-même pour sa conjonctivite qui, était devenue intense, et s'accompagnait de douleurs péri orbitaires. La solution de nitrate d'argent, à la dose de 20 centigrammes pour 30 grammes d'eau distillée, était si bien tolérée que le malade pensa, s'aperçut, qu'il y avait une anesthésie assez prononcée de la cornée.

J'ai dejà noté qu'il n'y avait pas de larmoiement. L'appareil glandulaire des paupières, c'est-à-dire les follicules de Meïbomius surtout et les follicules ciliaires participèrent à la phlegmasie, ce qu'il est facile de comprendre, en raison de la continuité qui existe entre la muqueuse oculo-palpérable et la membrane qui tapisse l'intérieur des follicules. Sur la conjonctive palpébrale de la paupière inférieure, à la partie externe, on remarquait une inflammation considérable des glandes de Meïbomius.

A partir du 20 janvier, les croûtes commencent à tomber. A cette époque, les démangeaisons augmentent, tandis que l'œdème disparaît complètement. Le malade a beaucoup de peine à se contenir pour ne pas enlever les croûtes avec ses ongles. Les croûtes augmentent en épaisseur; elles sont de plus en plus noirâtres.

Un autre élément douloureux s'ajoute aux démangeaisons. Un bulbe pileux du sourcil gauche, situé au niveau du nerf sus-orbitaire, s'enflamme, devient furoncle, comprime le nerf et détermine des élancements fort douloureux qui empêchent le malade de sommeiller.

Le 23 janvier, le malade s'aperçoit que la joue gauche, et toutes les parties intéressées par l'éruption sont le siége d'une anesthésie assez prononcée.

Le 25. Sur la joue gauche, piqûre avec une épingle ; les piqûres, perçues par le malade, ne déterminent aucune sensation franchement douloureuse. Sur la joue droite, phénomènes différents.

La chaleur, l'eau chaude en particulier à une température élevée est parfaitement supportée par le malade. Le froid, au contraire, produit une sensation des plus désagréables. Les deux incisives et la canine du maxillaire supérieur, moitié gauche, sont particulièrement impressionnées par le foid; le malade, dans le début, ne parle que par monosyllabes pour éviter l'impression du froid sur les incisives et la canine toutes les fois qu'il ouvre la bouche.

Le 28, les démangeaisons continuent, bien qu'une partie des croûtes soit tombée. Le pus qui s'est formé sous certaines croûtes détruit le tissu cellulaire sous-cutané, et, par suite, entretient les démangeaisons.

Traitement. — Instillation de collyre à l'atropine entre les paupières; la dilatation de la pupille a lieu; on aperçoit tout le champ pupillaire parfaitement net et le fond de l'œil normal. S'il y a iritis, elle est très-légère.

Pour calmer les douleurs névralgiques qui commencent à se montrer, et que le malade essaie d'attribuer aux cicatrices nouvelles qui compriment certains nerfs superficiels, on ordonne une pommade au chlorhydrate de morphine dans de fortes proportions. Soulagement assez prononcé.

Depuis quelque temps, le malade employait l'eau chaude, d'abord pour faire tomber les croûtes sous lesquelles le pus s'accumulait pour gagner en profondeur, ensuite pour calmer les douleurs névralgiques, les élancements douloureux qui survinrent seulement à la chute des croûtes, et qui partant de l'orbite gauche, venaient s'irradier vers l'occiput et le cou.

La conjonctive est toujours enflammée. Les glandes de Meïbomius, paupière inférieure, sont toujours congestionnées. Depuis le 25 janvier, elles augmentent de volume; des sels se déposent à l'intérieur de leurs tubes.

L'œil est moins sensible à la lumière.

Le 30, le malade apprenant que le zona ophthalmique ne récidivait pas, sortit de sa chambre pour la première fois depuis près d'un mois, et s'exposa volontairement, malgré l'œdème considérable qui avait compliqué l'éruption herpétique, malgré les croûtes qui restaient sur son visage, à un froid excessif de 8 à 9° au-dessous de 0. Le froid produisit quelques picotements sur la peau, quelques sensations de brûlure, mais n'eut aucune prise sur la convalescence du malade. Les incisives et la canine, animées par le nerf dentaire antérieur de la mâchoire supérieure, côté gauche, étaient très-impressionnées par le froid.

Deux ans après sa maladie, M. X... fait les remarques suivantes :

Aucune névralgie consécutive;

L'anesthésie et l'analgésie de la joue gauche ont à peu près disparu;

La température de la joue gauche est inférieure à celle de la joue droite, différence autrefois appréciable à la main;

Quelques glandes de Meïbomius, volumineuses, restent remplies de sels qui, pendant deux ans, n'ont subi aucune résorption;

Les incisives et la canine dont il a été question sont assez facilement impressionnées par le froid; la portion de gencive qui leur correspond est moins sensible à la douleur que celle du côté opposé;

Les cicatrices du zona sont indélébiles ;
Aucun trouble de la vue.

Observation II.

Zona du front et du cuir chevelu, à gauche, sur le trajet des branches sus-orbitaire (frontal externe et frontal interne). Œdème considérable du cuir chevelu et du front. Congestion de la conjonctive. Larmoiement. Photophobie. Léger trouble de la cornée. Anesthésie consécutive. Paupière inférieure respectée.

Rue Dauphine, n° 17, je fus obligeamment présenté à M. X... par M. le docteur Galezowski.

M. X... est âgé de 70 ans. Ses deux frères sont goutteux et l'un d'eux a présenté plusieurs manifestations eczémateuses. Lui-même a ressenti sa première attaque de goutte à 43 ans. Il y a par conséquent 27 ans qu'il est goutteux. En même temps que la goutte, à 43 ans, une névralgie atroce faisait irruption. Partie du vertex, elle atteignait l'œil gauche, le tiraillait dans son orbite, et s'irradiait par la tempe gauche vers l'occiput ou la région cervicale. Quand la névralgie se déclarait, la douleur était d'abord sourde et continue, mais elle ne tardait pas à éclater en accès douloureux ; c'est alors qu'elle impressionnait l'*ophthalmique*, en occupant la paupière, le front et l'angle interne de l'œil. En même temps, l'œil gauche devenait rouge, douloureux, larmoyant, sensible à la lumière.

Le 25 novembre 1877, M. X... éprouva des *démangeaisons* au sommet de la tête, et, le lendemain, de nouvelles démangeaisons sur le front, la paupière supérieure et la tempe gauche. Ces démangeaisons s'ajoutèrent aux douleurs sourdes de la névralgie qui, cependant, ne présentait pas d'accès douloureux.

Le malade a-t-il eu quelques frissons ? il l'ignore. En tout cas, si frisson il y a eu, il devait être très-léger, comme la plupart des frissons qui précèdent l'éruption du zona. Je dois noter tout d'abord que le malade, malgré un œdème considérable du cuir chevelu et du front (côté gauche), n'a présenté aucune trace de fièvre pendant son affection. L'absence de fièvre est la règle dans le zona ophthalmique.

Le deuxième jour, 26 novembre, appétit diminué ; langue chargée ; quelques nausées. En même temps, plaques rouges au sommet de la tête dégarni de cheveux ; le vertex était donc le point de départ d'une éruption qui ne tarda pas à gagner le front, la paupière supérieure et la tempe du côté gauche.

Le 3e jour, quelques vésicules se montraient au sommet de la tête. En même temps de nouvelles plaques rouges apparaissaient sur la partie gauche du cuir chevelu, sur le front, à l'angle interne de l'orbite, sur l'arcade sourcilière et sur la tempe.

Le ganglion préauriculaire était douloureux.

Le 4e jour, l'éruption devint manifeste. Sur le cuir chevelu, elle occupait la région pariétale et se prolongeait jusqu'à la suture lambdoïde. Sur le front, comme sur le cuir chevelu, les plaques ne dépassaient pas la ligne médiane. L'œdème, qui dès le troisième jour, avait fait son apparition sur le sinciput, envahit le cuir chevelu du côté gauche, et descendit vers le front et l'arcade sourcilière. Le jour même le malade fit mander son médecin. Ce dernier déclara qu'il avait affaire à une variété d'eczéma. Le malade avait déjà des phlyctènes sur le cuir chevelu et le front. Ces phlyctènes, réunion de plusieurs vésicules, devinrent de la grosseur d'un pois. La langue était chargée et l'inappétence absolue.

Le 5e jour, l'œdème du front s'accentua, envahit la paupière supérieure où il atteignit son maximum d'intensité. L'œdème de la paupière supérieure (qui n'intéressa nullement la paupière inférieure) formait un gros bourrelet, situé au devant de l'orbite ; la partie gauche du front et la région pariétale présentaient un œdème considérable, d'un rouge vif, sur lequel on observait une multitude de vésicules confluentes, de phlyctènes réunies par plaques. On aurait dit un érysipèle phlycténoïde limité à ces régions.

A cette époque, le 5e jour, les phlyctènes se déchirent et laissent suinter un liquide, préalablement incolore, déjà trouble, qui va former des croûtes épaisses, de coloration grisâtre et noirâtre. L'appétit est absolument nul. Les douleurs offrent un caractère particulier très-intéressant. Ce ne sont plus les démangeaisons du début, ni les douleurs fulgurantes, ni les élancements de la névralgie qui dominent, ce sont les caractères de la douleur de l'érysipèle, douleur qui se lie étroitement à l'œdème des parties affectées. Les parties œdématiées, rouges sont le siége d'une *chaleur sèche*, *âcre*, *mordicante*, *d'une douleur* qui se réveille beaucoup par la pression. Toutes les fois qu'on touche le front malade avec la pulpe du doigt, il éprouve des sensations désagréables, comparables à des piqûres d'épingle. L'air froid, ou l'agitation de l'air ambiant produit le même effet, tellement les parties œdématiées sont sensibles. De temps en temps, élancements qui suivent le trajet des nerfs frontaux.

Quoiqu'il n'ait pas de fièvre, le malade garde le lit. Purgatif, poudre de riz sur l'œdème; chloral pour calmer et endormir le malade; boissons rafraîchissantes.

Il est possible d'entr'ouvrir les paupières, car la paupière inférieure est indemne. *La conjonctive est très-congestionnée. La cornée est moins transparente qu'à l'état normal: photophobie; l'iris paraît sain quoique légèrement paresseux.*

Huit jours après l'éruption, le 1er décembre, l'œdème a disparu presque complètement. Les tissus sont encore épaissis, infiltrés par l'inflammation, indurés; la douleur inhérente à l'œdème est moins vive, mais les élancements douloureux persistent. Des croûtes noirâtres sont disséminées dans le cuir chevelu, sur le front, l'arcade sourcilière, l'angle interne de l'œil, la paupière supérieure et la la tempe. Leur disposition n'est pas irrégulière. Plantées comme des jalons sur la ligne médiane, elles occupent la distance qui sépare le vertex de la racine du nez. Dans la région pariétale, les plaques forment des arcades partant de la suture sagittale et se dirigeant vers l'oreille, à son niveau, en avant et en arrière. De l'angle interne de l'œil, les croûtes passent par le sourcil, se dirigent vers l'oreille gauche, et par conséquent décrivent une demicirconférence.

2 décembre. Œdème de la paupière supérieure disparu. L'examen de l'œil est facile. Larmoiement continu qui, du reste, s'était montré les années precédentes, lors des accès névralgiques. La lumière est difficilement tolérée. *L'iris est paresseux; cornée quelque peu trouble;* la conjonctive est très-fortement congestionnée, capillaires se dirigeant vers la cornée.

Le 4. Elancements douloureux. Du pus se forme sous les croûtes et désorganise les tissus sous-jacents. Démangeaisons et cuissons inhérentes à la production du pus. L'agacement est tellement grand que le malade a beaucoup de peine à s'empêcher d'enlever les croûtes avec ses ongles. Malgré tout, le sommeil est plus facile que dans la période d'état de la maladie.

Les croûtes commencent à tomber ; l'œil est moins congestionné mais les douleurs du globe oculaire persistent.

Dans les jours suivants,le malade est tourmenté par sa conjonctivite, La lumière lui fait mal aux yeux, à gauche comme à droite

Sulfate d'atropine. Salicylate de soude.

Onguent double hydrargydrique. . . 10 gram.
Extrait de belladone. . . . . . . 3 —

M. exactement.

Le larmoiement continue; il s'accentue facilement; le malade, en sa qualité de goutteux, est, du reste, très-impressionnable. Au toucher, le cuir chevelu et le front du côté gauche sont très-sensibles; il en est de même du globe oculaire; à la pression on réveille de vives douleurs. La cornée cependant présente un certain degré d'anesthésie. Il est facile de s'en rendre compte avec les barbes d'une plume.

A la fin du mois de décembre, les croûtes sont tombées. La peau du front est encore rouge, rugueuse. Des cicatrices demi-blanchâtres indélébiles, exercent une légère compression sur les nerfs sous-cutanés, Il en résulte quelques élancements douloureux s'irradiant vers la nuque et le cou. La vue n'est pas nette; la cornée est un peu terne, et l'iris est légèrement paresseux. La conjonctivite cependant semble disparue.

Même sensibilité à la pression. Tressaillement du malade, si l'on appuie un peu trop fort avec la pulpe du doigt.

L'appétit est bon. L'état général n'est pas mauvais ; mais les douleurs névralgiques persistent. Il sera nécessaire, selon toute probabilité, de faire la section des branches sus-orbitaires.

Observation III.

Névralgie sus-orbitaire chez un ataxique. Zona du front et du cuir chevelu à gauche. Congestion de la conjonctive.

J'ai vu ce malade à la clinique de M. Abadie.

M. Rouet, 60 ans.

Etat passé. — Il y a 3 ans, le malade habitait en Espagne dans un appartement humide. Il se refroidit, et, par la suite, fut atteint d'une névralgie sus-orbitaire du côté gauche.

Trois mois après, il eut un accès de folie qui dura deux ou trois jours. A ce moment le malade paraît avoir été alcoolique : il avait des rêves effrayants, des pituites et du tremblement.

Aujourd'hui, ces symptômes ont disparu.

De temps en temps, il ressentait des douleurs fulgurantes dans les jambes, les bras et la base du tronc. Il déclara qu'un soir, il y eut chez lui un abaissement de température de la moitié gauche du corps si considérable qu'on fut obligé de le réchauffer.

Avec ces douleurs fulgurantes, il ressentit des douleurs localisées dans les deux genoux et à l'épaule gauche.

La névralgie sus-orbitaire fut traitée par l'emploi combiné des vésicatoires et des injections de morphine.

Les vésicatoires au nombre de 10 à 12 ont suppuré et ce sont eux qui probablement ont laissé des cicatrices blanchâtres très-étendues, situées au-dessus et à la partie externe de l'arcade sourcilière. Peut-être ces cicatrices sont-elles consécutives à l'éruption de l'herpès sur le nerf douloureux.

Sur le sommet de la tête, on voit de larges cicatrices que le malade prétend avoir produites lui-même, en arrachant les croûtes avec ses ongles. C'est au moment où le pus s'accumulait sous les croûtes déjà formées que les démangeaisons étaient les plus vives et les plus intolérables. Les médecins espagnols avaient diagnostiqué érysipèle de la moitié gauche de la tête.

Etat actuel. — Le malade se présente, pour sa névralgie sus-orbitaire à la clinique de M. Abadie.

Le malade est nettement ataxique. Il a eu des douleurs, qui s'irradiaient avec la rapidité de l'éclair d'un point de la colonne vertébrale vers les membres inférieurs. Il en était de même pour les membres supérieurs. La durée de ces douleurs était très-courte. Elles revenaient par accès.

Actuellement, le malade marche mal. Il éprouve des fatigues insolites. Ses jambes le portent difficilement. Pour monter un escalier, il s'arrête au premier ou au second étage, ne pouvant aller plus loin.

La névralgie sus-orbitaire est très-intense, avec points douloureux à l'émergence orbitaire des rameaux de l'ophthalmique et sur le trajet de ces nerfs dans la région frontale, Le sommet de la tête est aussi le siége de douleurs névralgiques.

A la pression, le malade accuse une grande sensibilité. Il suffit de poser la pulpe du doigt sur la moitié gauche du front ou sur la empe du même côté pour qu'on le fasse tressaillir immédiatement.

Les élancements cependant ne sont pas au dire du patient, aussi fréquents et aussi douloureux qu'avant l'apparition du zona, mais c'est la douleur avec démangeaison très-vive qui est continue et qui le torture.

L'émergence du sus-orbitaire, est douloureuse ;

La fente palpébrale gauche est un peu moins grande que l'autres et le bord inférieur de la paupière supérieure gauche est plus près de la pupille que celui du côté opposé.

La pupille est extrêmement rétrécie. Son volume est celui d'une tête d'épingle.

Le diamètre de la pupille n'augmente ni ne diminue sous l'influence de la lumière; dans l'obscurité, même grandeur. Mais dans e phénomène de l'accommodation, le champ pupillaire augmente. Lorsque le malade fixe un objet éloigné, la pupille s'agrandit, un objet rapproché, elle se rétrécit.

8 avril. Le myosis persiste.

Le 16. Section à ciel ouvert du nerf sus-orbitaire. La section st peu douloureuse.

Le 17. La sensibilité est abolie pour les régions de la peau innervée par le nerf sus-orbitaire sectionné. A la région temporal, la douleur et l'hyperesthésie persistent. M. Abadie fera de nouvelles sections de nerfs, si besoin est, autour de l'arcade sourcilière.

Observation IV.

Zona de la face et du cuir chevelu, *à frigore*. Communiquée par le Dr Landrieux et rapportée par M. J. Barthés, dans sa thèse sur le zona du tronc.

Le 26 novembre 1867, entre à l'hôpital St-Louis, dans le service de M. Lallier, salle Saint-Louis, lit 46, le nommé R... (Henri), âgé de 63 ans.

Dans ses antécédents, ce malade nous présente deux choses à noter : depuis de longues années il habite un rez-de-chaussée humide; sa nourriture, quantité et qualité, laisse souvent à désirer. Depuis quinze jours, notre malade est entré à la compagnie du gaz, comme allumeur de lanterne. Il y a environ dix jours, c'est-à-dire dans la nuit de dimanche à lundi, il a été exposé à une pluie continuelle. Il est rentré chez lui, ses vêtements trempés. Dans la nuit du lundi au mardi, il a été exposé à la même influence.

Dès le mardi matin, le malade *éprouva des frissons*, et eut beaucoup de peine à se réchauffer. Le mercredi, survinrent des démangeaisons, mais *sans douleurs très-vives*, dans toute la partie latérale droite de la face. Cette démangeaison persista toute la journée du jeudi.

Le vendredi, quarante-huit heures après le début de la douleur, des boutons se sont montrés dans le cuir chevelu, et depuis deux jours seulement ils ont envahi la région frontale. Depuis le début il y a inappétence. Pas de nausées, pas de vomissements. Les frissons n'ont plus reparu ; mais le malaise général persiste.

Etat actuel. — Une éruption occupe la région frontale droite, la paupière supérieure et la paupière inférieure, dont elle ne dépasse pas les limites. La même éruption se prolonge sur le cuir chevelu jusqu'au niveau de la suture lambdoïde. L'éruption ne dépasse pas la ligne médiane. Au front, la peau est le siége d'une éruption assez intense, et la congestion atteint son maximum au niveau des paupières. Sur ce fond rouge on observe une multitude de vésicules véritablement confluentes, qu'il est impossible de réunir en lots.

Les vésicules sont de volume variable. Quelques-unes ont la dimension d'une tête d'épingle; d'autres, réunies entre elles, forment de véritables phlyctènes. Le liquide de ces vésicules est clair et transparent. Au cuir chevelu, proprement dit, on n'observe pas de rougeur de la peau, mais on voit des vésicules de même aspect. Le malade accuse quelques démangeaisons, mais pas de douleur, pas de cuisson. Il est survenu cependant quelques élancements comparables à des piqûres d'épingle, qui ont troublé le repos dans la dernière nuit. La douleur ne suit pas le trajet du nerf trijumeau: la pression au niveau des trous sus et sous-orbitaires n'est pas douloureuse.

27 novembre. Quelques vésicules sont effacées; d'autres se sont rompues et ont donné naissance à des croûtes jaunâtres encore molles. On remarque enfin quelques vésicules affaisées, au-dessous desquelles il y a une teinte ecchymotique. Bain savonneux

Le 28. Constipation depuis quelques jours. Huile de ricin, 15 gr. *L'éruption est tonchée avec du perchlorure de fer alcoolique.*

Le 29. L'œdème s'est propagé à la moitié gauche de la face.

Le 30 L'œdème est diminué. *Perchlorure de fer.*

8 décembre. Douleurs vagues dans le membre supérieur droit, assez vives pour empêcher le sommeil, mais ne suivant aucun trajet nerveux.

Douche de vapeur.

Le 14. Léger ectropion à la paupière inférieure, déterminé par l'œdème du tissu cellulaire sous-cutané. *Collodion sur la paupière inférieure.*

Le 24. *Exeat.* Il n'y a plus aucune douleur au membre supérieur droit. Le malade éprouve encore quelque gêne à ouvrir l'œil droit.

Observation V.

Angine herpétique du côté gauche, suivie d'un zona de la face (nerf ophthalmique et nerf maxillaire supérieur).

Cette observation a été prise, d'une façon magistrale, par M. le Dr Aug. Ollivier. Elle est intéressante et utile à rapprocher de l'observation 6.

Le 14 mai 1871 entre à la Charité-annexe, rue de Sèvres, le nommé Picard (Jean-Charles), apprêteur en cuivre, âgé de 54 ans.

Son père est mort d'une phthisie pulmonaire, sa mère mourut de vieillesse. De ses deux sœurs, l'une est en bonne santé, l'autre est d'une faible constitution.

Etant enfant, ce malade eut des croûtes dans les cheveux, des maux d'yeux fréquents, mais jamais d'abcès froids. Jamais de manifestation rhumatismale, ni de douleurs névralgiques. A l'âge de 28 ans il eut la syphilis, dont il fut soigné à l'hôpital du Midi par M. Ricord. Depuis cette époque, aucun accident consécutif.

Depuis un an il perd ses forces, s'enrhume facilement, et a des sueurs nocturnes; mais jamais il n'a craché de sang.

Le 2 mai 1871, en travaillant dans un atelier humide et froid, ce malade contracta un coryza avec mal de gorge. Le coryza s'accompagna d'une céphalalgie frontale modérée, et le mal de gorge occasionna une difficulté assez grande pour la déglutition. Notons aussi qu'en se mouchant, cet homme rendit à plusieurs reprises des stries sanguines mêlées au mucus.

Le 9 mai, après avoir été exposé pendant un certain temps à un courant d'air, il vit sa céphalalgie augmenter d'intensité et de légers frissons, ainsi qu'une courbature générale, s'emparer de lui. Le lendemain matin, en se réveillant, il ressentit sur le côté gauche de la face une cuisson insupportable, et en même temps il s'aperçut qu'il existait sur la tempe gauche de petits boutons blanchâtres, agglomérés, très-douloureux à la pression. Dans la journée, l'éruption augmenta, de petites vésicules transparentes apparurent sur d'autres points du front à gauche. Les jours suivants il s'en montra encore de nouvelles sur la moitié gauche de la lèvre supérieure et autour de l'œil du même côté, mais bientôt à la sensation de cuisson qui accompagnait l'éruption vinrent s'ajouter des douleurs lancinantes et même ce furent ces douleurs excessivement vives qui déterminèrent le malade à entrer à l'hôpital.

Voici dans quel état nous le trouvons le 15 mai :

Nous sommes d'abord frappés de l'aspect différent des deux moitiés du visage. A droite, la face ne présente rien de particulier; à gauche, au contraire, rougeur inflammatoire parsemée de vésicules isolées ou agglomérées. Au front, à gauche de la ligne médiane, se trouvent deux traînées de vésicules herpétiques, s'étendant parallèlement de la racine du nez et du sourcil à la naissance des cheveux et suivant exactement le trajet des nerfs frontal interne et externe. Quelques vésicules suivent la distribution de ces nerfs dans le cuir chevelu. Un peu plus en dedans, sur le trajet d'une des branches ascendantes du nasal externe, deux ou trois vésicules superposées. Dans le sourcil gauche on trouve aussi quelques vésicules et quelques croûtes desséchées.

Sur la moitié antérieure de la région temporale gauche, au niveau de la branche nerveuse qui sert d'anastomose entre le nerf frontal et le nerf facial, on constate une plaque rougeâtre au centre de laquelle la peau, paraissant ulcérée en plusieurs points, est recouverte de croûtes noirâtres qui ne sont autre chose que de la sérosité desséchée provenant de vésicules d'herpès. Plus près de l'oreille, en avant, on voit aussi plusieurs petits amas de vésicules intactes entourées d'une auréole rouge. Enfin les paupières de l'œil gauche sont un peu tuméfiées et rouges, et aux deux angles interne et externe de cet œil existent des vésicules intactes. La conjonctive aussi de ce côté est plus rouge que celle de l'autre côté et nous constatons à cet œil un larmoiement assez intense.

Au niveau du trou sous-orbitaire, ainsi que sur la moitié gauche de la lèvre gauche, dans la moustache, — territoire animé par les branches du maxillaire supérieur, — on voit également plusieurs groupes de vésicules les unes intactes, les autres desséchées et remplacées par des croûtes.

Notons que dans toutes les parties du visage où siége l'éruption herpétique et surtout au crâne, le malade ressent des douleurs continuelles extrêmement vives qu'il compare à une sensation de cuisson ou de brûlure. A cette douleur continuelle viennent s'ajouter par instants des douleurs lancinantes passagères et dont l'apparition est rendue manifeste par le geste du malade qui immédiatement porte sa main à la tête.

Sur le côté droit de la face, la peau est parfaitement intacte; il n'y existe aucune trace d'éruption et le malade n'y ressent aucune douleur.

En examinant la gorge, on constate, du côté gauche, une rougeur assez intense de la face postérieure du pharynx, des piliers du voile du palais, de l'amygdale et de la face interne de la joue. Sur la muqueuse du pharynx, sur le pilier antérieur du voile du palais, ainsi que sur la muqueuse de la joue correspondante, on remarque des petits points blanchâtres, transparents, parfaitement arrondis, qui ne sont autre chose que les restes de vésicules d'herpès. La déglutition est pénible pour le malade mais beaucoup moins que quelques jours avant l'éruption de la face.

Dans la narine gauche, à l'extrémité postérieure du cornet moyen et sur la muqueuse du cornet supérieur, on découvre des points blancs qui semblent être la trace de vésicules d'herpès deséchées. Tout autour de ces points blancs la muqueuse nasale est sèche. A la partie inférieure de la cloison des narines et à la partie antérieure, près de la lèvre, on voit une croûte adhérente certainement constituée par de la sérosité desséchée d'une ou plusieurs vésicules herpétiques. (Pour cette exploration de l'intérieur du nez, on a eu soin de faire moucher le malade à plusieurs reprises successives.) La surface de la narine droite est humide et recouverte de mucus; l'écoulement nasal est assez abondant, et, en se mouchant, le malade rend des stries sanguines mêlées au mucus.

L'examen des divers appareils nous fournit les résultats suivants : Légère diminution de l'appétit, pas de nausées, ni de vomissements ; selles régulières. Rien dans les urines, ni sucre, ni albumine. Les battements du cœur sont réguliers ; on n'entend aucun souffle anormal ni à la base, ni à la pointe de l'organe. Apyrexie complète. Pouls à 76. Pas de chaleur de la peau.

Du côté des poumons, on constate au sommet du poumon gauche, en arrière, une expiration un peu prolongée, un léger retentissement de la voix et de la toux. En avant, on entend, sous la clavicule gauche, une expiration un peu prolongée, mais la toux et la voix ne résonnent pas comme en arrière du même côté. Ce retentissement est, au contraire, fort appréciable sous la clavicule droite. A part ces quelques signes particuliers, la respiration est normale dans le reste des deux poumons. A la percussion, on ne constate pas de différence entre les deux côtés. Le malade dort peu, vu l'intensité des douleurs dont les exacerbations sont assez rapprochées.

Traitement. — Poudre d'amidon sur les vésicules et bandage contentif.

Le lendemain, 16 mai, l'état du malade est sensiblement le même que celui de la veille.

Le 17, l'éruption vésiculeuse de la moitié gauche de la face ne semble pas avoir augmenté ; la rougeur inflammatoire a même notablement diminué.

Les douleurs lancinantes viennent moins fréquemment s'ajouter à la sensation de brûlure que le malade ressent continuellement au niveau des plaques herpétiques.

La rougeur de la face interne des paupières a considérablement diminué et le larmoiement de l'œil gauche n'est plus aussi abondant que les jours précédents, mais on remarque, implantée sur la muqueuse palpébrale, à l'angle externe de cet œil, une vésicule d'une couleur brunâtre qui n'avait pas encore été constatée.

Le mal de gorge a diminué, la gêne de la déglutition est de moins en moins prononcée. Du reste, bon appétit, digestions faciles et apyrexie complète.

Le 18, la rougeur entourant les vésicules herpétiques disparaît ;

le malade dort mieux. Les douleurs sont moins vives, les élancements moins rapprochés. Le mal de gorge a disparu. Au front et aux lèvres, les vésicules se dessèchent et sont, pour la plupart, remplacées par des croûtes.

Le 19, la sensation de brûlure, continuellement ressentie par le malade, a disparu : les douleurs lancinantes, passagères, existent seules maintenant.

L'éruption pâlit.

Le malade a pu dormir plusieurs heures, cette nuit, sans être réveillé par la douleur.

Le 20, les croûtes qui existaient sur la moitié gauche de la lèvre supérieure sont tombées, ainsi que toutes celles qui avaient fait place aux vésicules développées sur différents points de la moitié gauche du visage, autres que le front et la tempe. L'épaisse couche de poudre d'amidon qui recouvre l'éruption du front empêche de se rendre compte de l'état de cette éruption, mais le malade ne ressent plus aucune espèce de douleur sur le trajet des nerfs frontaux interne et externe. Il n'accuse plus que des douleurs lancinantes au niveau des larges croûtes dont nous avons déjà signalé l'existence sur la tempe gauche. Ces douleurs sont, sans aucun doute, déterminées par le tiraillement que ces croûtes exercent sur les parties voisines, car elles n'ont pas du tout le caractère névralgique.

Le malade dort mieux.

Etat général toujours excellent.

Le 22, la poudre d'amidon étant enlevée par le lavage, on voit que la plupart des vésicules qui existaient au front ont disparu, ainsi que la rougeur qui les entourait. Les croûtes de la tempe persistent et le malade accuse toujours des douleurs lancinantes à ce niveau. Pas de névralgie sur le trajet des nerfs frontaux.

Le 24, les croûtes de la tempe ne sont pas encore tombées, mais il n'existe plus autour d'elles ni vésicule, ni rougeur.

L'inflammation de la conjonctive de l'œil gauche a disparu ainsi que le larmoiement.

L'examen de la cavité buccale ne fournit plus que des résultats négatifs. La muqueuse des joues est également colorée à droite et à gauche ; le pharynx ne présente plus de rougeur anormale ; aucune gêne maintenant dans la déglutition.

Le coryza n'existe plus, et l'inspection des fosses nasales ne laisse plus découvrir dans la narine gauche ces points blancs que nous avons signalés au moment de l'entrée du malade dans le service, et qui, selon toute probabilité, étaient des croûtes ayant succédé à des vésicules herpétiques. Les deux narines sont aussi humides l'une que l'autre et le malade ne mouche plus de stries de sang.

Le 29, état de plus en plus satisfaisant.

Aucune douleur névralgique au niveau des points où siégeaient les séries de vésicules d'herpès. Encore quelques tiraillements au niveau de la tempe où les croûtes ne sont pas encore tombées.

Le 2 juin, le malade ayant arraché lui-même une des croûtes qui existaient à la tempe, tout près de l'oreille, a souffert un peu en ce point, mais la douleur n'a pas été assez vive pour l'empêcher de dormir.

Le 5, toutes les croûtes sont tombées et laissent après elles des ulcérations peu profondes. Au niveau de ces surfaces ulcérées, il y a quelques petits élancements, mais non des douleurs névralgiques s'irradiant en divers sens. (Pansement avec le cérat opiacé.)

Le 10, le malade sort complètement guéri de son zona. La tempe gauche porte quelques petites cicatrices indélébiles, mais le malade ne ressent plus à ce niveau ni élancement, ni tiraillement. La pression sur les divers points du front et du reste de la face, où existaient les vésicules d'herpès, ne provoque aucune douleur.

Observation VI.

Zona ophthalmique précédé d'une angine herpétique.

Je dois cette observation à l'extrême obligeance de M. Maurice Raynaud qui ne tardera pas à la publier dans un recueil intéressant de cliniques médicales.

Le 6 mai 1875, dit M. Raynaud, je fus appelé auprès de Mme B., âgée de 50 ans, qu'on me disait atteinte d'une *angine couenneuse.* Je trouvai une femme maigre et de chétive apparence présentant les caractères d'une vieillesse précoce : rides nombreuses, cheveux rares et presque entièrement blancs, mâchoires presque dégarnies de dents.

Le 2 mai, elle avait été prise brusquement de mal de gorge et de fièvre qui l'avait obligée de prendre le lit.

Au moment où je la vis, la fièvre était encore assez vive et accompagnée d'un état d'anxiété très-remarquable. La déglutition était difficile et douloureuse. Il n'y avait pas d'engorgement ganglionnaire. En faisant ouvrir la bouche à la malade, je trouvai le fond de la gorge tapissé de productions blanchâtres membraniformes. Je fus toutefois frappé d'une circonstance intéressante, c'est que les fausses membranes ne formaient pas une plaque continue, mais des groupes de petites vesicules blanches, arrondies, séparées les unes des autres par des intervalles de muqueuse d'un rouge vif. De plus, l'éruption n'occupait pas tout le fond de la gorge ; elle était limitée à la moitié gauche du voile du palais, et au pilier antérieur du même côté. Cet ensemble de caractères me fit diagnostiquer une angine herpétique, dont le pronostic devait être favorable. J'ordonnai un vomitif qui procura beaucoup de soulagement et une potion de chlorate de potasse.

Le 7, état général sensiblement le même que la veille, avec moins d'anxiété. L'aspect de la gorge n'a pas changé. Mais je suis immédiatement frappé par l'existence de quelques boutons d'herpès qui ne se montraient pas les jours précédents et qui commencent à poindre sur le côté gauche de la face. Une plaque d'herpès occupe le pavillon de l'oreille du même côté ; une autre est située sur la conque, et pénètre dans le conduit auditif. Dès lors, tout en maintenant mon premier diagnostic d'angine herpétique, je puis le préciser davantage et considérer l'angine elle-même comme la première manifestation d'un zona de la face qui est maintenant évident.

Mais en même temps se montre un symptôme nouveau, de nature à frapper beaucoup mon attention. La malade se plaint d'un engourdissement du côté gauche de la face, qui lui semble épaissi En effet en explorant la sensibilité de cette moitié du visage, on la trouve très-obtuse. L'ouïe est encore intacte.

Le 8, les choses ont beaucoup empiré depuis la veille. L'herpès guttural persiste encore ; il y a même une plaque sur le côté gauche du pharynx. De nouveaux boutons d'herpès se sont montrés à la figure. Le pavillon de l'oreille est fort épaissi ; l'orifice du conduit auditif est presque obturé par une épaisse couche grisâtre. Un peu d'empâtement au niveau de l'apophyse zygomatique.

L'hémianesthésie de la face est absolue; elle s'étend à la moitié correspondante de la région sus-hyoïdienne. Le malade ne sent ni le simple contact, ni le pincement, ni la piqûre d'une épingle.

Il y a encore un symptôme dont il n'existait pas de trace hier; c'est une paralysie complète du nerf facial. La commissure des lèvres est fortement abaissée du côté gauche. La malade *fume la pipe*. Les rides du front sont effacées du même côté. L'occlusion de l'œil se fait très incomplètement. Il existe de la dysphagie et un peu de nasonnement de la voix, indiquant la participation du voile du palais à la paralysie qui occupe les nerfs faciaux.

En examinant avec attention l'œil gauche, on s'aperçoit qu'il présente une vive vascularisation conjonctivale. Ici, on pourrait invoquer une double cause : d'une part la fermeture incomplète de la paupière qui, dans les paralysies faciales, détermine une conjonctivite par suite de l'irritation exercée par le contact de l'air et par les petits corps étrangers qui peuvent pénétrer dans l'œil malade; d'autre part, la lésion de la 5e paire dont la destruction amène, dans les expériences sur les animaux, des troubles trophiques de l'œil très-rapides.

Il est peu admissible que la première de ces deux causes ait pu déjà amener une conjonctivite aussi intense dans une paralysie faciale n'ayant pas encore 24 heures de durée, et on est d'autant plus porté à mettre cette conjonctivite sur le compte de la 5e paire qu'il existe une petite vésicule conjonctivale, immédiatement au-dessus du bord de la cornée. On a donc affaire à un véritable zona de l'œil.

La vision qui était déjà peu nette la veille est maintenant très-obscure. La malade se plaint de voir de cet œil les objets comme dans un brouillard. Comme elle ne sait pas lire, il est très-difficile de mesurer chez elle l'acuité visuelle, mais on s'assure qu'en effet elle voit très-mal de cet œil.

Ce n'est pas tout. Si l'on explore les mouvements du globe de l'œil, en ordonnant à la malade de suivre un doigt qu'on lui présente, on s'aperçoit que l'œil est porté librement en haut, en bas, en dedans; mais il ne se porte pas du tout en dehors, et à ce moment il se produit du strabisme. Il y a donc une paralysie de la 6e paire.

En même temps, chose assez difficile à expliquer, mais facile à constater, il y a rétrécissement de la pupille du même côté.

Enfin, il existe une surdité absolue de l'oreille gauche; le bruit d'une montre n'est nullement perçu de ce côté, tandis qu'il l'est parfaitement à droite. Cette surdité qui n'existait pas auparavant, pourrait, à la rigueur, être mise sur le compte de concrétions croûteuses qui bouchent le conduit auditif; mais je puis dire par anticipation qu'un examen attentif, renouvelé au bout de quelques jours, a permis de repousser cette hypothèse. En effet, une fois que le gonflement inflammatoire qui accompagnait l'éruption herpétique a été dissipé, l'oreille a pu être débarrassé des corps étrangers qui l'obstruaient, et la surdité n'en a pas moins persisté.

Ainsi donc voilà une femme qui, la veille encore, ne présentait pour tout symptôme qu'une paralysie de la 5e paire avec zona correspondant, et chez laquelle s'est développée, en 24 heures, une paralysie de la 6e paire (nerf moteur oculaire externe), de la 7e (nerf facial) et de la 8e (nerf auditif).

Cette marche rapidement envahissante devait en même temps qu'elle modifiait singulièrement le pronostic faire soupçonner une lésion très-circonscrite, à marche extensive, située au niveau des apophyses basilaires et des régions supérieures du bulbe rachidien. Une tumeur intra-crânienne, par exemple, pouvait parfaitement rendre compte des phénomènes observés. C'est ainsi que je fus amené à rechercher l'existence de la syphilis chez cette malade. J'appris par son mari qu'elle avait été soignée, 25 ans auparavant, pour *deux petits chancres*, qu'il s'accusait de lui avoir communiqués. Quelque imparfait que fût le renseignement, je pensai qu'il m'autorisait à admettre l'existence d'une gomme et à agir en conséquence. J'ordonnai donc le sirop de Gibert, qui fut pris très-régulièrement, à la dose de trois cuillerées par jour.

En même temps pour combattre l'ophthalmie, je fis maintenir l'œil fermé aussi exactement que possible au moyen de bandelettes de taffetas d'Angleterre. Chaque jour, on y injectait deux ou trois gouttes d'un collyre au sulfate d'atropine.

A partir de ce moment, les phénomènes observés restèrent pendant longtemps à peu près stationnaires. La paralysie, en tout cas, cessa de s'étendre à de nouveaux faisceaux nerveux. Il y eut même quelques symptômes d'amélioration partielle. Ainsi l'anesthésie tactile de la cinquième paire diminua certainement. La cornée après avoir pris dans les premiers jours une teinte opaline, finit par recouvrer à peu près sa transparence. Quant à la conjonctive, elle resta jusqu'au bout le siége d'une congestion passive. Inutile d'ajouter que sous l'influence de l'atropine, le myosis du début aurait fait place à une large dilatation de la pupille. Enfin la paralysie de la sixième paire finit par disparaître à peu près complètement.

Les plaques d'herpès disparurent peu à peu sur la peau comme sur la muqueuse. Au bout d'une dizaine de jours, il n'en restait plus trace, pas plus que du gonflement qui les avait accompagnées du côté de l'oreille.

Mais la paralysie faciale, en revanche, ne présenta jamais la plus légère amélioration.

Dès le 11 mai, je pus m'assurer par l'application de courants faradiques, que la contractilité électro-musculaire de la face avait absolument disparu ; cet état ne se modifia point. La dysphagie ne fit que se prononcer davantage, au point de rendre l'alimentation très-difficile.

La malade ne pouvait avaler que les aliments liquides ; encore les boissons revenaient-elles fréquemment par le nez.

Il y avait un état de fièvre habituel ; le pouls et la température observés à diverses reprises, donnèrent constamment les résultats suivants : P. 132. T. aux environs de 38°,5.

Bientôt la cavité buccale fut envahie par un muguet qui, malgré des collutoires boratés répétés plusieurs fois par jour, malgré des soins de propreté minutieux, se produisait avec une opiniâtreté désespérante, et apportait sa part de difficulté à l'alimentation.

Les forces de la malade allèrent ainsi en déclinant de plus en plus, pendant deux mois, malgré les toniques qui lui furent prodigués. L'amaigrissement devint squelettique. L'intelligence qui était restée parfaitement intacte pendant les premiers temps de la maladie finit par s'obscurcir, et la malade succomba enfin dans le marasme le plus complet, le 7 juillet 1875.

L'autopsie ne put malheureusement être faite.

Ainsi, voilà un cas où une angine herpétique a été le premier symptôme d'une tumeur cérébrale. Celle-ci existait peut-être auparavant, mais elle a commencé de la sorte le processus irritatif.

Observation VIII.

Zona de la moitié droite de la face. Taches ecchymotiques. Alopécie hémicrânienne à gauche. Points névralgiques. (Note recueillie par M. Bourneville.

P... (Aldegonde), pianiste, âgée de 18 ans, est entrée à la Salpêtrière, le 11 octobre 1868, salle Saint-Paul, lit 3 (service de M. Charcot).

Cette malade, pianiste, est atteinte d'une surdité extrême. Rougeur érysipélateuse sur la joue droite; l'oreille correspondante est gonflée, rouge, parsemée de petites vésicules; langue humide, nette ; pas de vomissements. Pouls à 100; respiration à 32; température, 38°, 2.

13 octobre, matin. T.R., 27°,6. Sur la circonférence de l'oreille, sur ses deux faces et même sur le cuir chevelu, il y a de petites vésicules et quelques croûtes. Un peu au-dessus du lobule, *il y a des taches noires ecchymotiques.*

A la région parotidienne existe une plaque rouge de 4 centimètres de hauteur sur 2 de largeur, surmontées de petites papules blanches, inégales, dues à un soulèvement de l'épiderme et ressemblant à des vésicules avortées. A l'angle de la mâchoire inférieure existe une plaque semblable. Enfin, à 2 centimètres en arrière de la fossette du menton, il existe une plaque un peu moins grosse. La joue et l'oreille droite sont légèrement tuméfiées; le nez et la paupière inférieure droite sont rouges. Sur la région occipitale, à droite de la ligne médiane, *nous trouvons une petite glande* de la grosseur d'une noisette.

La malade a *la moitié gauche* du crâne à peu près complèt emen dépouillée de cheveux. Cette alopécie s'arrête sur la ligne médiane. Sur la moitié droite, on observe des traînées rouges, douloureuses au toucher et recouvertes de petites vésicules. En quelques autres points existent des croûtes ombrées.

Langue saburrale, humide ; appétit médiocre ; pas de vomissements.

Le 11 octobre, la malade a été légèrement purgée avec deux verres d'eau de Sedlitz. Pouls à 108. Il existe *trois points doulou-*

reux : le premier au niveau du trou auditif externe ; la deuxième, vers la partie moyenne du corps maxillaire ; le troisième, à la queue du sourcil droit.

Observation VIII.

Zona ophthalmique du côté droit. Abcès central de la cornée. Douleurs névralgiques persistantes.

Mme veuve Nouillet, 29 juillet 1873, 39 ans. Zona ophthalmique du côté droit ; plaques nombreuses sur la moitié droite de la face et du cuir chevelu ; l'éruption s'arrête au sinciput et ne dépasse pas la ligne médiane. Abcès de la cornée. Ganglion préauriculaire engorgé ; ganglions du cou également engorgés et endoloris. Au début, les douleurs ont duré trois jours ; le quatrième jour, apparition de plaques rouges qui allaient jusqu'au sommet de la tête. Cette malade a été opérée de la cataracte, il y a six ans.

A certains endroits, hyperesthésie ; à d'autres, un peu d'anesthésie. Appliquer des compresse de jusquiame seule. Instiller une goutte d'ésérine. Il semble que la cataracte ait été accidentelle ; pupille normale. Injection hypodermique dans la peau du front pour calmer les doulenrs névralgiques ; soulagement immédiat.

Le 30. Augmentation de l'œdème des paupières.

Le 31. L'ésérine procure un mieux sensible.

Le 1er août. Encore un peu d'œdème des paupières. L'altération de la cornée reste limitée au centre.

Le 2. L'œdème persiste ; anesthésie de la cornée et de la conjonctive.

Le 4. Moins d'œdème ; la cornée commence à s'éclaircir.

Le 6. La cornée va mieux, mais l'anesthésie et la névralgie du sommet du crâne persistent.

Le 7. Persistance des douleurs névralgiques, iodure de K.

Voici un résumé d'observations prises à la clinique de M. le docteur Galezowski, du 25 mars 1869 au 24 septembre 1877 :

Jeune fille, 15 ans, 25 mars 1869. Herpès de la paupière supérieure du côté gauche. Follicules nombreux ; une quinzaine près du bord. Même éruption discrète sur la lèvre supérieure et l'aile du nez. Toute la paupière supérieure est œdémateuse depuis deux jours, sans douleur. Arséniate de soude à l'intérieur ; précipité blanc avec morphine en pommade.

Homme, 33 ans, 13 septembre 1871. Zona du front, normal. Arseniate de soude.

Femme, 46 ans, 21 mars 1872. Douleurs névralgiques à la suite d'un zona du front ; électrisation.

Femme, 39 ans, 29 juillet 1873. (Voy. l'obs. n° 8.)

Homme, 61 ans, 16 octobre 1873. Zona ophthalmique gauche. Anesthésie complète de la cornée. Abcès central de la cornée. Hypopion.

Femme, 27 ans, 10 novembre 1873. Zona ophthalmique normal

Homme, 47 ans, 4 février 1875. Il y a deux mois, zona ophthalmique ; névralgies consécutives ; cataracte avec amaurose.

Femme, 44 ans, 20 avril 1875. Leucome ancien, à la suite d'un zona du front.

Homme, 60 ans, 27 avril 1875. Zona ophthalmique à gauche, avec ulcération de la cornée.

Homme, 78 ans, 18 octobre 1875. Zona ophthalmique droit avec iritis. Hyperesthésie de tout le côté droit avec névralgies périodiques.

Homme, 62 ans, septembre 76. Zona ophthalmique avec sensibilité exagérée de la moitié gauche de la tête. Iritis séreuse droite. Légère dilatation de la pupille. Névralgies. Dents cariées. Opacité du cristallin gauche.

Homme, 55 ans, janvier 1877. Zona du front normal. Côté droit.

Femme, 48 ans, 18 janvier 1877. Herpès de la joue droite et

des paupières du même côté avec œdème consécutif. Névralgies dans la moitié de la tête. L'année dernière, même affection.

Femme, 35 ans, 22 janvier 1877. Zona ophthalmique du côté droit, normal.

Femme, 35 ans, 12 mars 1877. Zona ophthalmique du côté droit. Kératite ponctuée, iritis séreuse, cornée sensible, anesthésie disséminée du front et du nez. Les douleurs remontent à trois semaines.

Homme, 74 ans, 24 septembre 1877. Zona ophthalmique en juillet 1876. Côté droit. A souffert pendant 6 mois. Synéchies postérieures à la suite d'iritis. Anesthésie incomplète de la cornée droite.

CHAPITRE PREMIER.

DE L'ÉRUPTION CUTANÉE.

§ I. — *Définition.* — *Synonymie.*

On appelle *zona ophthalmique* une éruption herpétique dont les divers groupes de vésicules sont en rapport avec les ramifications superficielles du nerf ophthalmique.

Le nom de *zona* (du grec Ζωνη, zone, ceinture), appliqué à l'affection qui nous occupe, est une dénomination malheureuse. Le plus fréquent des zonas, le zona du tronc, n'est pas en ceinture, il est en demi-ceinture. L'éruption herpétique, du reste, qui se manifeste à la suite de la névrite ou de la névralgie congestive d'un nerf, est en rapport avec ses diverses branches qui peuvent affecter les trajets les plus variés.

Est-ce avec raison qu'on a désigné sous le nom de *zona frontal* ou même *ophthalmique* l'affection que nous étudions? Je ne le pense pas, car le zona ne peut exister qu'à la condition expresse d'offrir la forme à laquelle il doit son nom : Ζωνη, ceinture. Or, le zona du front ne s'observe jamais sous forme de ceinture; il suffit de jeter un coup d'œil sur un individu atteint de cette affection pour être persuadé que les différents groupes de vésicules suivent avec une régularité anatomique parfaite tous les rameaux superficiels du nerf sus-orbitaire. Les plaques rouges, sur lesquelles s'élèvent les vésicules, ont une disposition verticale et parallèle à la ligne médiane.

Le fait que le zona suit le trajet des nerfs n'avait pas échappé à la sagacité du professeur Trousseau.

Sur la face elle-même, les vésicules ne sont pas groupées en demi-ceinture : sur le nez, elles offrent une disposition verticale ; dans le sourcil, une disposition horizontale, etc. — Les expressions de *zona frontal* et de *zona facial* ne sont donc pas plus heureuses que celle de *zona ophthalmique*, adoptée par les auteurs anglais et, à leur exemple, par le Dr Hybord, dans un travail remarquable de l'année 1872, le seul travail qui, jusqu'à cette thèse, ait été publié en France sur ce sujet intéressant.

Et d'ailleurs, je pense que l'on pourrait rayer du langage médical ce nom de zona qui a perdu toute valeur nosologique. Dés travaux du plus haut intérêt ont permis d'affirmer que l'éruption herpétique est en rapport avec les ramifications superficielles des nerfs et qu'elle est la conséquence de l'irritation ou de l'inflammation de diverses parties du système nerveux.

Le mot *zona* ne définit pas la nature de la maladie ; l'éruption n'est qu'un symptôme ou plutôt une complication plus ou moins redoutable d'une maladie déterminée. Je n'insiste pas, et, bien que, pour ma part, je préfère à l'expression de *zona ophthalmique*, l'expression d'*herpès du nerf ophthalmique*, d'*herpès de la première branche du trijumeau*, je reconnais cependant qu'il est certaines expressions, consacrées par l'usage, que l'on doit respecter sous peine de ne plus s'entendre et qu'il est bien difficile de remplacer.

Les Anciens connaissaient-ils le zona ophthalmique ? Assurément non. C'est une affection récemment découverte, qui n'a été décrite avec précision que dans ces dernières années.

Avaient-ils remarqué la forme et le siége qu'affecte l'éruption ? Je suis porte à le croire. Pline dit qu'on rencontre le zona principalement sur les lombes et l'abdomen, mais qu'on le voit aussi sur toutes les autres régions du corps.

Quoi qu'il en soit, il fut souvent confondu avec l'érysipèle et les dartres ; avec l'érysipèle phlycténoïde, lorsque l'œdème était considérale ; avec lesdartres, lorsque les vésicules étaient peu développées. Les oculistes reconnaissent qu'en général la confusion a lieu avec l'érysipèle.

Pour ma part, j'ai constaté trois erreurs de diagnostic : l'une, érysipèle, fut commise chez un ataxique en Espagne, à Madrid; les deux autres, érysipèle et variété d'eczéma, furent commises à Paris.

Le mot *zona* a plusieurs synonymes : *ignis sacer* (Galien, Celse; *zoster* (Pline, Gorrœus); *feu de Saint-Antoine*, *érysipèle pustuleux*, *dartre phlycténoïde*, *zona repens*, *herpès zoster*, etc.

En Allemagne et en Italie, on désigne le zona ophthalmique par l'expression latine : *herpes zoster ophthalmicus ;* en Angleterre, *herpes zoster frontalis seu ophthalmicus.*

§ II. — *Symptômes.*

Il existe deux ordres de phénomènes antérieurs à l'éruption : les phénomènes *généraux* et les phénomènes *locaux.*

Phénomènes généraux. — Pour le zona ophthalmique comme pour le zona du tronc ou des membres, les phénomènes généraux sont habituellement peu prononcés. C'est là une remarque, un fait d'observation admis aujourd'hui par tout le monde. Quelques auteurs avaient donné à ces phénomènes une importance exagérée. Léger malaise, insomnie, anorexie, constipation, langue chargée ne sont pas des prodromes bien redoutables. Parfois, vertiges, étourdissements.

Quelquefois, cependant, on a constaté un ou plusieurs frissons et des symptômes de fièvre franchement accusés. Il est rare que le frisson soit violent, comme dans les phénomènes généraux qui précèdent certaines affections de la peau.

Ces symptômes fébriles et gastriques jouent un rôle ordinairement sans importance dans le zona ophthalmique. Ils sont peu accentués et, du reste, peuvent manquer.

Phénomènes locaux. — Ils consistent en troubles de la sensibilité. Le plus ordinairement, des *douleurs névralgiques*, intermittentes, plus ou moins violentes, précèdent, accompagnent et suivent le zona. Les auteurs les plus compétents s'accordent sur ce point : Hutchinson, Jacksch, J. Kocks, Abrahamsz.

La névralgie peut précéder l'éruption de plusieurs années, comme dans l'observation n° 2, où les douleurs névralgiques se montrèrent vingt-sept ans avant l'éruption. On pourrait cependant citer d'autres observations où la proposition serait renversée, la névralgie étant alors subordonnée à l'éruption (observation n° 1). Le professeur Parrot (*Considérations sur le zona*, par Jules Parrot, interne des hôpitaux. Paris, 1857), a insisté sur *les douleurs névralgiques* qui précèdent le zona.

M. le professeur Hardy (Hardy, *Maladies de la peau*, p. 67) donne une affirmation en sens opposé : « On a eu tort, dit-il, d'affirmer que cette douleur était constante, car nous avons rencontré plusieurs cas dans lesquels elle manquait complètement; ordinairement, elle suit l'éruption, et rarement nous l'avons vue se développer au début de la maladie et précéder l'apparition de la douleur et des vésicules. » Nous pouvons concilier ces deux opinions en faisant la distinction du zona : en *zona symptomatique* et en *zona simple* comme le *zona a frigore*.

Dans celui qui reconnaît pour cause le froid, les douleurs névralgiques se développent avec l'éruption et acquièrent leur plus haut degré d'acuité à la chute des croûtes (observations 1 et 4). Dans le premier cas, le zona est secondaire, symptomatique de douleurs liées au rhumatisme, à la goutte, à l'ataxie locomotrice. L'observation n° 2 nous montre un goutteux, et l'observation n° 3 un ataxique, chez lesquels les douleurs précédèrent de beaucoup la manifestation cutanée.

Il est certaines conditions particulièrement favorables au développement du zona. Cette remarque a été faite par M. Charcot (*Leçons sur les maladies du système nerveux*, t. I, p. 76), qui, à propos de l'ataxie locomotrice, cite le zona parmi les éruptions qui peuvent se montrer à la suite de cette affection : « Un caractère, dit-il, commun à toutes ces éruptions, — et ce caractère est bien propre à faire voir qu'il ne s'agit pas, en pareil cas, d'éruptions banales, — c'est qu'elles se montrent de concert avec certaines exacerbations, exceptionnellement intenses et tenaces, des douleurs spéciales, en quelque sorte pathognomoniques de la sclérose fasciculée des cordons postérieurs, et que l'on a coutume de désigner sous le nom de douleurs fulgurantes. »

Les douleurs cependant, dans un nombre de cas relativement restreint, n'ont pas le caractère franchement névralgique; elles siégent d'une façon diffuse sur une moitié de la tête, elles sont sourdes et constituent une véritable hémicrânie.

Relativement à la durée, la douleur névralgique précède l'éruption d'un temps plus ou moins long. J'ai cité un cas, chez un goutteux, où la névralgie avait fait son apparition vingt-sept ans avant l'éruption.

Le Dr Mongeot (*Recherches sur quelques troubles de nutrition consécutifs aux affections des nerfs*, par J. B. A. Mongeot. Thèse inaugurale. Paris, 1867) cite un cas recueilli dans le service de M. Charcot, où les douleurs névralgiques existaient depuis longtemps dans le côté gauche de la tête. Ici, le zona est venu compliquer une névralgie faciale plus ou moins intense.

Parfois, les douleurs ont une durée qui ne dépasse pas huit jours. Elles peuvent occuper la première branche ou les trois branches du trijumeau, et retentir dans tout le territoire animé par elles. Le malade éprouvera des élancements au front, à la tempe, à la moitié du nez, à l'apophyse mastoïde, dans l'oreille elle-même. Kreitmar cite un cas dans lequel les douleurs étaient d'une intensité extraordinaire; il fut étonné qu'il eût autant de sensibilité chez un homme aussi robuste. Inutile de dire que les douleurs n'apparaîtront que du côté du visage où l'éruption se développera.

Quelquefois enfin, la névralgie ne précède l'éruption que d'un temps relativement court, quelques jours, quelques heures. Le malade se couche le soir et se réveille le matin avec des plaques rouges sur une moitié de la face ou du front sur laquelle on distingue à la loupe des vésicules naissantes.

Il peut arriver que les douleurs névralgiques manquent complètement. Alors, on constate de simples démangeaisons qui précédant l'éruption, établissent son siége d'une façon précise. Bientôt les démangeaisons augmentent; elles sont cuisantes, insupportables. L'observation n° 1 nous fournit l'exemple d'un zona, qui sans avoir été précédé de phénomènes douloureux, commença son évolution par un chatouillement désagréable et bientôt par un sentiment de cuisson énervant.

Albert Hybord (*Du zona ophthalmique et des lésions oculaires qui s'y rattachent*, par le Dr Albert Hybord, 1872, p. 34) cite le cas de Pagenstecher qui fut atteint d'un zona ophthalmique. « Pagenstecher rapporte que, chez lui, l'éruption ne fut précédée pendant deux jours que d'une sensation d'engourdissement le long des branches sus-orbitaires, suivie, aussitôt avant l'éruption, d'un chatouillement insupportable du front et du cou du même côté. Les ganglions de la face et du cou se tuméfièrent. » Il est probable, en outre, que le ganglion préauriculaire était pris.

Sœmisch et Hutchinson citent deux cas dans lesquels les malades étaient enchifrenés. Comme le fait remarquer Albert Hybord, ce phénomène doit être plus fréquent ; il n'a pas été suffisamment recherché.

Enfin deux cas d'angine herpétique ont précédé le zona ophthalmique (observation de M. Aug. Ollivier n° 5, observation de M. Maurice Raynaud n° 6). Remarquons que dans les deux cas l'herpès guttural était limité à la moitié gauche de l'amygdale, des piliers du voile du palais et du voile du palais lui-même.

Le zona débute d'emblée. La douleur peut manquer comme la fièvre et les troubles digestifs. L'éruption est alors le premier phénomène, et quelquefois la vue ou le toucher ont révélé d'abord la maladie. Bien que ces cas soient rares, ils existent cependant et sont aussi indéniables pour le zona ophthalmique que pour le zona du tronc ou celui des membres. Le fait a été constaté par Jacksch, Hutchinson et Cohn. Souvent les douleurs névralgiques se déclarent en même temps que l'éruption, car des observations multiples en font foi.

Enfin, peut-il se faire qu'il y ait insensibilité avant l'éruption, comme dans le cas cité par M. Masson (Thèse de Paris, 1858. *Du zona*) pour un zona du tronc? Je l'ignore, car je n'en connais aucun exemple. Et du reste, il n'est guère facile d'expliquer qu'une anesthésie de la partie malade puisse précéder de deux mois, comme dans l'observation précédente, les premières manifestations cutanées.

§ III. — *Deuxième période. — Apparition, siége, marche et durée de l'éruption.*

Après douze ou vingt-quatre heures de désordres généraux peu accusés, après des désordres locaux dont l'origine peut remonter à plusieurs années, on voit apparaître, simultanément ou successivement, un nombre plus ou moins considérable de plaques éruptives, érythémateuses, rouges, de configuration variable, ayant une étendue de 1 à 2 centimètres de largeur, sur une longueur de 2 à 4 centimètres. Ces plaques, généralement ovalaires ou circulaires, d'un rouge vif ou vineux, disparaissent momentanément sous la pression du doigt. Leur apparition est accompagnée de douleurs qui tiennent à la fois de la névralgie et de la brûlure, offrant ceci de particulier qu'elles siégent sur le trajet d'un nerf, en général sur ses dernières ramifications, et qu'elles sont unilatérales.

Dès le début, les plaques, qui ne dépassent jamais la ligne médiane, sont séparées par des intervalles de peau parfaitement saine. Parfois, elles sont confondues ensemble et forment une surface uniforme, tuméfiée, arrondie, congestionnée.

Au bout de douze heures ou de vingt-quatre heures, on voit se développer sur les taches des vésicules, petites, claires, transparentes, d'abord visibles à la loupe, qui ne tardent pas à augmenter de volume. Ces vésicules se groupent sur chacune des plaques en nombre variable : on peut en compter, sur la même tache, quinze ou vingt. Souvent les vésicules grossissent rapidement, se rapprochent, se confondent et forment de véritables phlyctènes à configuration irrégulière. Les phlyctènes ou bulles atteignent la grosseur d'une graine de groseille et quelquefois d'une petite noisette.

Les vésicules qui, à leur début, étaient transparentes comme le liquide qu'elles renfermaient, dont la coloration était blanchâtre, à reflets brillants et métalliques, comme les perles fines, ne tardent pas à devenir opaques et jaunâtres à mesure qu'elles se développent. De séreux qu'il était, le liquide devient purulent. La présence des leucocytes le rend louche. Quelquefois il est grisâtre d'emblée ; cette couleur est encore due au mélange du pus avec de la sérosité. Dans certains cas, le sang se mélange à la sérosité et au pus, et forme des vésicules dont l'aspect est bleuâtre.

Ces trois groupes de vésicules : claires, louches, bleues, peuvent exister en même temps. Après cinq jours de durée, elles se flétrissent, se dessèchent ou se crèvent, et leur contenu se concrète en une croûte épaisse, jaune d'abord, et bientôt noirâtre, qui se détache et tombe, laissant après elle une couche squameuse et rouge. La rougeur de cette couche peut persister pendant longtemps.

Les groupes de vésicules, tels qu'ils ont été décrits, sont tous isolés les uns des autres ; ils parcourent chacun leur évolution dans un espace de huit à dix jours ; mais comme leur développement ne se fait pas toujours simultanément (observat. n° 2, dont les plaques durèrent plus de quarante jours), il en résulte que la durée de l'ensemble des groupes est variable. Ainsi, il est assez fréquent de voir, comme le font remarquer plusieurs auteurs, l'éruption apparaître sur le côté du nez, un jour, deux jours, et quelquefois quatre à cinq jours (*Jacksch*, *Zur casuistik*, etc., p. 11) après celle du front ou après celle du sommet de la tête.

La marche de l'éruption est donc la suivante : base enflammée sur laquelle se développent les vésicules, et réunion des vésicules en phlyctènes ; autour des phlyctènes, aréole plus ou moins rouge qui s'étend, réunit les diverses plaques et constitue souvent un œdème considérable. A cette époque, le gonflement de la paupière supérieure, antérieur ou concomitant à celui de la paupière inférieure, atteint rapidement son maximum d'intensité.

Lorsque l'œdème de la moitié droite ou gauche de la face s'accuse de bonne heure, le doigt promené sur la peau donne une sensation analogue à celle que produit la peau de chagrin. Dans les cas où cette disposition est parfaitement nette, il est facile de s'assurer qu'elle est due à un très-léger soulèvement de l'épiderme par de la sérosité.

La marche de l'œdème, qui, du reste, peut manquer ou ne présenter que de faibles proportions, est régulièrement extensive. Cet œdème occupe, en étendue, le territoire envahi par les vésicules, mais il ne dépasse *jamais* la ligne médiane.

Le médecin est tout d'abord frappé de l'aspect différent des deux moitiés du visage. Si la moitié gauche de la face est envahie, la moitie droite ne présente rien d'intéressant. A gauche, au contraire, existent, dans certains cas, un œdème considérable et une rougeur inflammatoire, intense, parsemée de vésicules isolées ou agglomérées (obs. 1 et 2).

L'éruption vésiculeuse peut envahir *séparément ou conjointement chacun des divers points cutanés innervés par la branche ophthlamique;* mais chacun de ces points n'est pas intéressé avec la même fréquence.

Le front est la portion du district de l'ophthalmique qui est le plus souvent atteinte; mais il n'est pas exact, comme le dit Albert Hylord, qu'elle le soit constamment; l'observation n° 1 prouve le contraire. Hutchinson fait remarquer que s'il n'existe sur le front que deux lignes de vésicules, l'éruption est distribuée suivant deux lignes verticales bien tranchées, en rapport avec le trajet du frontal externe.

Le tiers interne du front est donc le point de la région le plus fréquemment envahi.

Par ordre de fréquence, nous devons citer la paupière supérieure, le nez et la partie antérieure de la tempe.

Enfin, il peut arriver que l'éruption intéresse entièrement le territoire cutané de l'ophthalmique; mais ce cas est assez rare.

Au premier abord, les vésicules disséminées sur le front, paraissent irrégulièrement réparties, mais, à un examen attentif, il est facile de les rattacher à des types assez nets Dans un grand nombre de cas, ce sont des lignes verticales partant du sourcil ou du trou sus-orbitaire et se dirigeant vers le cuir chevelu. Tantôt elles s'arrêtent à la racine des cheveux, tantôt elles envahissent le cuir chevelu pour se prolonger jusqu'au sinciput.

Souvent les vésicules se groupent sur une surface de 2, 3 et 4 centimètres; elles forment des plaques irrégulières, plus ou moins allongées, et séparées par des intervalles de peau saine.

Un groupe siégera à l'angle interne de l'œil, un autre au-dessus du trou sus-orbitaire, un troisième à la partie interne du front, d'autres phlyctènes se voient à la racine des cheveux ou sur le vertex.

En troisième lieu, les vésicules partent parfois du trou sus-orbitaire comme centre pour s'irradier sur le front et la tempe dans toutes les directions ; c'est la forme en éventail. L'observation n° 2, celle de M. Sichel fils (*Union médicale*, 1871, p. 595, obs. 1), et celle de Bowater J. Vernon en sont des exemples.

En résumé : les deux types les plus fréquents sont constitués *par des lignes verticales* et *par des groupes ;* le troisième type a la forme d'un éventail.

Remarquons enfin que l'éruption peut offrir les aspects les plus variés.

Assez souvent, de nombreuses vésicules siégent à la racine du nez, en un point où le tissu cellulaire est peu abondant, et où la peau est appliquée pour ainsi dire sur les surfaces osseuses sous-jacentes.

Il est fréquent, en outre, de trouver des vesicules au point d'émergence du frontal externe, *au niveau du trou sus-orbitaire.*

La *paupière supérieure*, souvent œdématiée, rouge, volumineuse au point de former un énorme bourrelet plac en avant du globe oculaire, présente de nombreuses vésicules qui ne diffèrent pas, comme aspect, des vésicules du front. Les plaques occupent généralement les deux tiers internes, avec l'angle interne de la paupière et des sour cils. Le tiers externe de la paupière, à laquelle fournit le lacrymo-palbébral, est plus rarement atteint.

Toutes les fois que l'éruption intéresse la paupière nférieure, elle envahit en même temps la joue correspondante et le nez.

Sur *le nez*, les vésicules affectent un trajet vertical, de la racine à la pointe. Elles sont disposées soit en groupes, soitsous forme d'une ligne verticale. Les plaques rouges, les taches débutent à la racine et s'étendent progressivement de la racine à la pointe, en un jour ou plutôt en deux ou trois jours. L'aile du nez est fréquemment envahie, ainsi que l'ouverture de la fosse nasale correspondante. Mais le point du nez qui est atteint le plus fréquemment est sans contredit la racine qui est innervée par les filets du nasal externe et du frontal interne.

La muqueuse nasale elle-même n'échappe pas à l'éruption ; ce fait est fréquent; il est noté dans les observations 1, 5 et 6.

Joy Jeffries (*Transactions of the Americ. Ophthalm. Society*, p. 75. New-York, 1869) et le Dr Laillier avaient constaté le phénomène, avant eux resté inaperçu, que les malades, en se mouchant, rejetaient des croûtes.

Les malades des observations 1 et 5 et 6 sentaient parfaitement, du reste, qu'en se mouchant fortement et à plusieurs reprises, des croûtes se détachaient de la muqueuse de la fosse nasale correspondante. Ces croûtes étaient mêlées à du mucus, du pus et du sang.

Le malade de l'observation nº 1 eut un peu d'épistaxis. L'œdème de la face était si considérable qu'à l'extrémité du nez où se trouvaient de nombreuses vésicules, l'aile gauche du nez abandonna l'aile droite sous l'influence d'un violent effort tenté par le malade, pour débarrasser en se mouchant la force nasale des mucosités et des croûtes qui l'obstruaient.

On lit, dans la thèse d'Albert Hybord : « Dans deux cas seulement, le nez a été le seul point du territoire cutané de l'ophthalmique qui ait été envahi ; mais il existait en même temps un zona de la joue, de la lèvre supérieure et de la paupière inférieure (cas de Currie-Ritchie, observation de Sichel fils). Cette dernière observation est un exemple de zona du maxillaire supérieur et des quelques filets nasaux du maxillaire supérieur. » A l'observation de M. Sichel fils, nous pouvons ajouter l'observation n° 1 ; ces deux observations sont identiques. Chez le malade que je viens de citer, l'éruption affectait sur le nez une ligne qui s'étendait de la racine à la pointe; de nombreuses vésicules, visibles dans le sourcil gauche, se prolongeaient jusqu'au milieu de la tempe en décrivant un demi-cercle; un autre demi-cercle, à concavité embrassant la paupière inférieure, s'étendait de la queue du sourcil à la racine du nez ; un troisième, partait du trou sous-orbitaire et venait aboutir à l'extrémité de la moustache gauche; enfin, dans la moustache s'élevaient de nombreuses phlyctènes.

Albert Hybord a cité un cas de *zona double*, c'est-à-dire que le zona avait envahi le territoire cutané du nerf trijumeau d'un côté, et celui du côté opposé. L'éruption s'était développée sur le côté droit et sur le gauche de la face et du front, mais elle était bien plus prononcée du côté droit.

Quoi qu'il en soit, *le zona ne dépasse jamais la ligne médiane du front et du nez.* Dans une observation de Joy Jeffries, on voit cependant quelques vésicules, en un point du cuir chevelu, s'avancer sur le côté opposé, et constituer, dans une certaine mesure, une dérogation à la règle. Il ne faut pas oublier, en présence de ce fait, que les dernières ramifications des nerfs qui président à la sensibilité n'ont pas toujours un trajet normal. Au demeurant, cette observation rentre, comme les autres, dans la règle générale.

Il n'est pas rare de voir une éruption dans le territoire

du maxillaire supérieur venir compliquer l'éruption de la branche ophthalmique. On voit alors des vésicules sur la joue et la paupière inférieure, sur la lèvre supérieur obs. I, V et VI), sur le voile du palais (Jacksch, Raynaud), dans l'intérieur de la bouche (Rayer).

On observe aussi, mais ce fait est très-rare, une éruption *sur la lèvre inférieure* (Sirven), un zona *du cou* et *la poitrine* (Hutchinson, Currie, Ritche); un zona des piliers du voile du palais et de l'amydale correspondante (Aug. Ollivier, obs. V; Maurice Raynaud, obs. VI).

M. Aug. Ollivier fait à ce propos, et au sujet de la pathologie de l'angine herpétique, des réflexions fort judicieuses, que nous soumettons à l'appréciation des hommes compétents.

« Le zona simultané, dit M. Ollivier, des branches supérieure et inférieure est rare (Ollivier, *quelques réflexions* sur la pathogénie de l'angine herpétique à propos d'un cas de zona de la face. » (*Gazette médicale*, n° 44, 2 novembre 1872.)

« D'un autre côté, je ne sache pas que des exemples de zona circonscrit à la branche moyenne du trijumeau aient été rapportés par les auteurs. Est-ce à dire que cette variété de zona n'existe pas? Non; car, indépendamment d'un fait que j'ai observé en 1864, dans le service de mon regretté maître Natalis Guillot, je pense que *bon nombre d'angines herpétiques pourraient bien n'être qu'un zona de cette branche moyenne du trijumeau.* En effet, que voyons-nous dans les descriptions d'angine herpétique données par les auteurs? Dans presque toutes, on signale l'existence d'un groupe de vésicules siégeant sur une des amygdales, un des piliers du voile du palais, la luette, la joue, les gencives et les lèvres d'un seul côté. M. Gubler, à qui revient l'honneur d'avoir fait connaître l'herpès guttural, nous dit dans son mémoire, à propos d'une observation : « Chose remarquable, la lésion de l'orifice buccal existait du même côté que la principale lésion de l'orifice guttural et du pharynx (1). » A l'article *Angine herpétique*, du DICTIONNAIRE ENCYCLOPÉDIQUE, nous trouvons aussi cette phrase : « L'herpès labial accompagne souvent l'herpès de la langue ; il peut être lui-même confluent et s'arrêter à la face. Si l'herpès guttural jouit d'une tendance extensive analogue, l'inflammation peut se propager au larynx ; mais le fait est rare, et l'on voit plus souvent cet herpès envahir les fosses nasales et la trompe d'Eustache. »

« Enfin, M. Lasègue, dans son *Traité des angines*, fait également remarquer que l'herpès peut bien ne siéger que sur une des deux moitiés de la gorge et de la muqueuse buccale, et qu'il est fréquemment accompagné d'une éruption semblable sur la peau et sur les lèvres.

En lisant ces descriptions, ne sommes-nous pas frappés par ce fait que les vésicules d'herpès siégent sur le territoire animé par le maxillaire supérieur? Outre le groupement de ces vésicules, nous avons encore l'étiologie, l'évolution, la marche et la terminaison de cette affection, qui pourraient nous montrer plus d'un point d'identité entre l'angine herpétique et le zona de la branche moyenne du trijumeau. Mais je ne m'étendrai pas plus longtemps sur ce sujet; je voulais seulement, en publiant cette observation (obs. V), attirer l'attention des médecins sur un point qui n'avait pas encore été soulevé jusqu'à ce moment, et provoquer ainsi de nouvelles recherches.

Un cas semblable (obs. VI) a été observé par M. Ray-

(1) A. Gubler. Mémoire sur l'herpès guttural (angine couenneuse commune) et sur l'ophthalmie due à l'herpès de la conjonctive, in Bulletin de la Société médicale des hôpitaux de Paris, 1857, t. III, et Union médicale, 1858, t. XII, p. 11.

naud, et il est probable que, chez la malade en question, une tumeur cérébrale a commencé le processus irritatif.

Cicatrices.— Nous avons dit que la durée de l'évolution du zona était variable, et qu'elle était subordonnée au développement des taches qui n'apparaissent pas en même temps. C'est pourquoi nous avons assigné à l'ensemble des groupes une durée moyenne de trois septenaires.

Hutchinson, Jacksch, Abrahamsz (*Th.* Abrahamsz, *Neuritis rami primi trigemini,* Bijbaden, 14, de Verslag Nederl), disent que l'herpès frontal laisse presque toujours des cicatrices après lui.

En lisant les deux premières observations de ce travail, il est facile de reconnaître aux cicatrices deux causes principales :

1° La présence du pus qui, se développant sous des croûtes plus ou moins épaisses, désorganise le tissu cellulaire sous-cutané dans une profondeur souvent considérable;

2° L'arrachement des croûtes par le malade, qui ne sait résister à des démangeaisons cuisantes souvent intolérables. Cette dernière cause est admise par tous les auteurs, tandis qu'ils parlent peu de la première, qui est néanmoins la plus fréquente. O. Wyss est le seul qui en fasse sérieusement mention. Quelques malades échappent aux cicatrices, d'après Kreitmar, Charcot, Joy Jeffries, etc. Pour ma part, je n'en connais pas d'exemples.

Au niveau des cicatrices indélébiles, il existe souvent des dépressions désagréables à la vue, qui à la longue diminuent de profondeur sans toutefois disparaître entièrement.

De fait, la nutrition des cicatrices n'est pas aussi active que celle de la peau; le tissu cellulaire sous-jacent est moins abondant ; les glandes sébacées sont moins nombreuses.

Hutchinson dit que les cicatrices sont plus fréquentes et plus déprimées chez les gens âgés, débilités, diathésiques. Je suis porté à le croire, d'après mes observations personnelles.

§ IV. — *Des phénomènes qui accompagnent l'éruption.*

Phénomènes généraux.— Peu prononcés : malaise général, frissons, vertiges, étourdissements ; mais ces phénomènes appartiennent plutôt aux prodromes, car ils disparaissent à mesure que se montre l'éruption des plaques érythémateuses, et que se fait, sur ces plaques, la poussée des vésicules.

Des phénomènes fébriles peuvent se montrer au début. Qu'il y ait œdème considérable, que les douleurs névralgiques soient intenses, que l'éruption soit confluente, la fièvre cependant, malgré ce cortége de symptômes, manquera dans la grande majorité des cas. Albert Hybord dit, en raillant, que certains auteurs se sont appuyés sur un cas rapporté par le Dr Sichel fils, où les phénomènes fébriles du début tombèrent au moment de l'éruption, pour assimiler le zona à une fièvre éruptive (voy. Bazin, Guibout). (Guibout, *Leçons cliniques sur les maladies de la peau*, professées à l'hôpital Saint-Louis, 24e leçon, 1876.)

Que la fièvre survienne au début de l'éruption ou qu'elle fasse défaut, il est un fait à peu près constant, c'est l'embarras des voies digestives.

Phénomènes locaux.— Soulagées quelquefois par l'éruption, les douleurs constituent un phénomène constant. On n'a pas cité, que je sache, d'exemples de zona ophthalmique sans douleurs.

Les phénomènes douloureux offrent des caractères particuliers, bien tranchés, très-intéressants, qui ont échappé à la plupart des observateurs, et sur lesquels je vais insister.

Parmi les phénomènes, les uns sont liés aux manifestations cutanées ; les autres se rattachent à l'inflammation de la peau et du tissu sous-jacent (œdème douloureux); les troisièmes sont des douleurs névralgiques.

1° Les douleurs de l'éruption sont des démangeaisons cuisantes, brûlantes, continues, permanentes ;

2° Les douleurs de l'œdème sont celles de l'érysipèle. Les parties œdématiées, rouges, sont le siége d'une chaleur *sèche*, *âcre*, *mordicante*, d'une douleur qui se réveille beaucoup par la pression, en tout semblable à un faisceau d'aiguilles qu'on enfoncerait dans la peau.

3° Les douleurs de la névralgie, enfin, ne présentent rien de particulier en dehors de leur apparition. Elles peuvent précéder l'éruption, l'accompagner, disparaître après elle, ou bien se montrer à la période de desquamation, pour aller soit en s'affaiblissant, soit en augmentant jusqu'à devenir intolérables.

Les démangeaisons et les douleurs sourdes peuvent être *continues*. Tantôt limitées à l'orbite, au front, ou bien occupant le territoire du zona, elles peuvent se compliquer d'élancements douloureux qui prennent généralement leur point de départ au sourcil pour s'irradier le plus habituellement vers la nuque et le cou. Parfois ces élancements (obs. I) sont déterminés par l'inflammation de certains bulbes pileux du sourcil, par de véritables furoncles qui ne tardent pas à exercer une pression douloureuse sur les ramifications du nerf sus-orbitaire. Notons que les démangeaisons sont plus vives sur le cuir chevelu, le sourcil, la moustache, que sur les parties dégarnies ou privées de poils.

Au niveau du trou sus-orbitaire, on observe souvent de véritables points douloureux et des élancements toujours plus vifs. Les douleurs augmentent par la pression et s'exaspèrent pendant la nuit; elles empêchent le malade de dormir et peuvent déterminer des rêvasseries, et parfois du délire lorsque l'œdème est considérable.

Dans la majorité des cas, les démangeaisons les plus vives et les douleurs névralgiques les plus fortes se montrent à la chute des croûtes. Le premier phénomène s'explique par la présence du pus sous les croûtes; le second, par la formation des cicatrices qui compriment les nerfs sous-cutanés.

Lorsque l'œdème est énorme, comme dans certains cas, l'hyperesthésie de la peau est très-développée. La preuve, c'est que l'agitation de l'air ambiant suffit pour déterminer de la cuisson et des picotements passagers.

Examen thermométrique.

Le *thermomètre*, dans un cas cité par Jacksch et rapporté par Albert Hybord, a donné pour la température de la peau du côté gauche malade 36° 1/2, et pour celle du côté sain 35° 1/2.

M. Charcot, dans l'examen thermométrique comparatif des deux membres supérieurs chez un malade atteint d'un zona du nerf cubital, est arrivé à des résultats semblables.

M. Rivet, externe du service de M. Anger (M. Delens, suppléant), à l'hôpital Saint-Antoine, a recueilli, en 1873, une observation de zona ophthalmique qu'il a voulu rendre plus complète, en recherchant à droite et à gauche s'il existait une différence de température. (Zona ophthalmique avec conjonctivite, hyperesthésie consécutive; observation recueillie par M. Rivet, *Gazette des hôpitaux*, p. 930.

Le malade avait des vésicules sur la moitié gauche du front et du cuir chevelu.

Voici le résultat des recherches de M. Rivet :

« Le thermomètre, appliqué avec soin sur chacun des deux côtés du front, suivant la même ligne et recouvert d'un même nombre de tours de bande, a marqué ce jour-là :

Du côté malade.	36°,2
Du côté sain.	35°,8
Sous l'aisselle	37°,2

4 août. Il est survenu un œdème de la paupière supérieure droite, assez léger cependant pour ne pas incommoder les mouvements. Cet œdème, apparaissant du côté opposé à celui qui est le siége du mal, a été déjà signalé dans plusieurs observations de zona ophthalmique. Les vésicules d'herpès s'affaissent, laissant échapper un liquide citrin. Moins de tuméfaction et de rougeur. La douleur névralgique, beaucoup moins violente, se fait surtout sentir à la pression. Le malade, dans la journée, mouche quelques croûtes, qui prouvent bien qu'une éruption analogue s'est faite dans la fosse nasale. La conjonctivite persiste avec épiphora ; sensation de brûlure à la lumière. Pas de douleurs du globe de l'œil.

Les compresses d'eau de sureau sont remplacées par la poudre d'amidon. Le thermomètre marque :

Du côté malade.	36°,8
Du côté sain.	36°
Sous l'aisselle	38°,2

Le 5. Les nuits sont plus calmes; les sueurs se reprodui-

sent toujours, mais beaucoup moins abondantes. L'œdème de la paupière supérieure droite persiste. Les vésicules sont remplacées par autant de petites croûtes noirâtres.

La température prise indique une différence sensible :

Du côté malade.	37°
Du côté sain.	36°,4
Sous l'aisselle.	38°,5

Le 6. On remarque sur l'épaule gauche, se prolongeant le long du cou jusqu'à la tempe, une éruption analogue à celle que nous avons vu apparaître, au début de l'affection, sur le bras du même côté. La conjonctivite oculaire est encore assez fortement injectée. L'écoulement a cessé avec l'épiphora. Moins de rougeur et de tuméfaction; même douleur à la pression. Nous avons au thermomètre :

Du côté malade.	36°,3
Du côté sain.	36°
Sous l'aisselle	37°,4

Le 7. L'œdème de la paupière droite, la tuméfaction et la rougeur du côté gauche ont presque entièrement disparu. La conjonctivite est encore injectée, mais le malade garde son œil ouvert sans en être incommodé. Le thermomètre ne marque plus de différence sensible. »

M. Rivet a revu ce malade dix-huit jours après sa sortie de l'hôpital. Il est regrettable qu'à cette époque, dix-huit jours après la chute des croûtes, on n'ait pas pris sa température pour la mettre en regard des températures précédentes.

Suivant quelques observateurs, parmi lesquels je citerai le professeur Horner, la température de la peau sur laquelle se sont élevées les vésicules diminue, et reste inférieure à celle du côté opposé de 1 à 2 degrés. Pour ma part, j'ai constaté, sur un malade que je pouvais suivre assidûment, que l'application de la main sur la moitié gauche de la face, autrefois siége de l'éruption, accusait une température inférieure à la moitié droite correspondante. Il est donc intéressant de prendre la température non-seulement pendant l'éruption, mais encore et surtout après la chute des croûtes.

Chez les malades où l'œdème est considérable, où la peau est rouge, tendue, luisante, la température, au moment de l'éruption, doit certainement dépasser les résultats fournis par M. Rivet.

§ V. — *Complications du zona.*

Douleurs. — La complication la plus fréquente du zona et son danger le plus habituel consistent dans la persistance et l'intensité de la douleur. Tous les observateurs insistent sur ce point. Non-seulement, dans la majorité des cas, la douleur précède l'éruption et l'accompagne, mais encore elle lui survit avec une violence souvent croissante. Sur 98 observations analysées par Albert Hybord, il en est 27 chez lesquels les douleurs se sont prolongées, tantôt plusieurs semaines ou plusieurs mois, tantôt plusieurs années. Pour ma part, j'ai vu quatre malades dont les douleurs remontaient à un laps de temps assez long. L'observation n° 3 nous montre un ataxique, encore peu avancé, dont les douleurs remontaient à trois ans. Ce malade ne recula devant aucun moyen de traitement. M. Abadie lui fit la section du nerf sus-orbitaire. Après cette opération, il y eut nécessairement suppression des douleurs et anesthésie complète du territoire, autrefois innervé par le frontal externe. Malgré tout, quelques douleurs persistèrent du côté de la tempe et de la région pariétale. M. Abadie proposa de faire une nouvelle section des nerfs, sur un autre point; le malade accepta sans difficulté. On peut voir, par ces détails, que les douleurs constituent parfois un véritable supplice et une torture intolérable; elles arrachent au malade des larmes, des plaintes, des gémissements, comme chez le vieillard de 70 ans (observat. n° 2); elles enlèvent l'appétit, le sommeil, le repos; elles tiennent dans une agitation continuelle et fiévreuse. Cette persistance de la douleur est souvent désespérante par sa durée qui semble être indéfinie. Tantôt elle est continue et ne laisse au malade ni trêve, ni merci, tantôt elle est intermittente avec des recrudescences irrégulières ou périodiques. Pendant les temps de neige, les douleurs revêtent leur plus haut degré d'acuité. Le malade a parfois la sensation de corps aigus qui lui entrent dans les chairs, de brûlures à l'eau bouillante. La médication calmante et révulsive la plus énergique ne procure parfois aucun soulagement. Force est de recourir à la section des nerfs.

Dans sa thèse, Albert Hybord rapporte qu'un malade traité par Bowman avait encore des névralgies cinq ans après; qu'un troisième les a subies plus de quatre ans. Il serait facile de citer de nouveaux exemples, en tout semblables aux précédents, mais il est inutile d'insister sur des faits admis par tout le monde.

L'âge des malades n'avait pas échappé à la sagacité du professeur Trousseau. (Trousseau, *Clinique de l'Hôtel-Dieu de Paris,* 2e édition, t. f. p. 192). Dans ses cliniques, Trousseau rapporte que les douleurs névralgiques, chez les vieillards, peuvent persister dix ans après l'éruption.

Le professeur Hardy affirme, avec raison, que la névralgie fait défaut surtout chez les enfants et les adolescents.

Le professeur Thomas (de Lyon) dit que la seule différence

que présente le zona chez l'enfant et chez l'adulte consiste dans la cessation de la névralgie chez le premier, tandis qu'elle persiste longtemps après l'éruption chez le second. » (*In Barthès, loco citatio.*)

Anesthésie. — *La sensibilité tactile est diminuée ou abolie.* — Quand les malades se touchent ou qu'on les touche avec la pulpe du doigt, ils accusent une sensation diffuse, mal définie, donnée par une peau engourdie et pâteuse. La sensation est comparable à celle que toute personne éprouve sur les parties saines de la peau, quand une membrane épaisse est interposée entre le doigt qui presse et la peau qui est pressée. En un mot, il y a diminution notable de la sensibilité tactile; parfois, anesthésie complète. De même, il peut y avoir insensibilité à la piqûre, au pincement, au froid et à la chaleur.

L'anesthésie se montre encore sous la forme douloureuse, *anesthésie douloureuse.* Dans les cas fort rares où elle a été constatée, les phénomènes douloureux étaient continus ou intermittents. (Hubert-Vallaroux. *Des altérations de la sensibilité cutanée dans la sciatique.* Thèse inaugurale, Paris, 1870).

Albert Hybord se demande à quel moment de l'éruption cette perversion de la sensibilité apparaît. Je crois, d'après mes observations personnelles, qu'elle peut se montrer au moment de l'éruption, mais qu'elle se prononce surtout à la chute des croûtes.

Snellen explique que chez les individus âgés, l'anesthésie est plus longue que chez les adultes, par cela seul que la régénération du système nerveux ne s'opère plus que lentement.

Hyperesthésie. — Enfin, il peut y avoir *hyperesthésie*,

avec ou sans douleurs. « Chez un malade, Bowman, cité par Albert Hybord, constata, sur le déclin de l'éruption, une anesthésie presque complète de la peau du front, mais bientôt après cette région redevint sensible, s'hyperesthésia ; en même temps, les douleurs reparurent avec une violence nouvelle. Plus d'un an après, l'état était le même; les douleurs étaient si violentes que Bowman pratiqua l'incision sous-cutanée du nerf sus-orbitaire. »

Quoi qu'il en soit, la peau reste facilement irritable. Il suffit de la pincer légèrement pour qu'elle se congestionne immédiatement; inutile de dire que la congestion est passagère. Le froid rend le côté atteint plus rouge que l'autre. Du reste, longtemps après l'éruption, la rougeur du côté malade est facilement appréciable,

Non-senlement la peau est irritable et rouge, mais encore elle reste indurée par la présence d'éléments inflammatoires qui n'ont pas subi une entière résorption.

CHAPITRE II.

ALTÉRATIONS OCULAIRES.

Les altérations oculaires, dans le zona ophthalmique, sont les *lésions* de la *conjonctive*, de la *glande lacrymale*, de la *cornée*, de l'*iris;* la *paralysie des muscles oculaires* et du *releveur de la paupière supérieure.*

Ces lésions sont fréquentes et peut-être sont-elles encore plus fréquentes que ne l'indique la statistique suivante : sur 126 observations de zona ophthalmique, j'en trouve 89 où les altérations oculaires sont nettement accusées.

Il est très-rare d'observer des lésions de la rétine ou de la choroïde, et des modifications du côté de la tension oculaire.

Le danger que présente l'inflammation des membranes oculaires a été exagéré. La suppuration de l'œil et la perforation de la cornée sont des faits exceptionnels. Je citerai le cas de M. Giraud-Teulon qui, sans entrer dans aucun détail, dit suppuration et perte de l'œil; celui d'Albert Hybord, observé à l'hôpital des Cliniques, et celui du docteur Galezowski qui fut mandé en consultation par le docteur Barthez.

L'atrophie de la papille du nerf optique, comme conséquence du zona, n'est pas prouvée.

§ I. — *Altérations de la conjonctive.*

Parmi les affections oculaires qui se rattachent au zona ophthalmique, la conjonctivite occupe le premier rang comme apparition et comme fréquence. Elle se développe généralement en même temps que les taches cutanées, bases enflammées sur lesquelles s'élèveront les vésicules. Les altérations conjonctivales précèdent, dans certains cas, l'éruption cutanée, et c'est alors qu'elles accompagnent les douleurs névralgiques prémonitoires. Il est rare que la conjonctive se prenne consécutivement à l'iris et à la cornée.

Tantôt isolée, tantôt liée à d'autres lésions oculaires, la conjonctivite s'annonce de bonne heure par un sentiment d'embarras, de gêne, de lourdeur dans les paupières, par un picotement semblable à celui que produirait la présence de graviers. Elle se complique souvent d'un œdème considérable des paupières. Si l'œdème permet l'examen de l'œil, on observe une conjonctivite franche avec rougeur intense, et boursouflement de la muqueuse qui peut former autour de la cornée un bourrelet, chémosis.

Le premier effet de l'hyperémie est une augmentation des sécrétions lacrymales. Ce phénomène est plus prononcé, dans le zona ophthalmique que dans les conjonctivites catarrhales normales. Le liquide se concrète surtout pendant la nuit, et les yeux deviennent chassieux.

L'appareil glandulaire des paupières, c'est-à-dire les follicules de Meïbomius et les follicules ciliaires participent souvent à la phlegmasie, ce qu'il est facile de comprendre, en raison de la continuité qui existe entre la muqueuse oculo-palpébrale et la membrane qui tapisse l'intérieur des follicules. Les glandes de Meibomius restent parfois congestionnées; leurs conduits s'obturent et de véritables kystes, formés par les sels des sécrétions, apparaissent sur la conjonctive palpébrale

Enfin, il n'est pas douteux que de véritables vésicules, assimilables aux vésicules herpétiques de la peau, se développent sur la conjonctive, surtout vers le bord de la cornée. Jusqu'à ce moment, peu d'observations rapportent le fait, mais si l'on songe qu'elles se développent en même temps que le gonflement des paupières, il sera facile de comprendre qu'elles soient restées inaperçues. Hutchinson n'en parle pas; Bowman affirme ne les avoir jamais rencontrées. D'un autre côté, Sichel fils, O. Wyss, Scriven affirment qu'elles peuvent exister.

Souvent, il n'y a qu'une simple hyperémie de la conjonctive.

Bowman a noté, chez un malade, l'apparition de la conjonctivite au moment de la convalescence; elle coïncidait avec de violentes douleurs névralgiques. D'ailleurs, il est de règle, lorsque les élancements douloureux persistent à la période de convalescence, que la conjonctivite reste stationnaire.

§ II. — *Troubles de la sécrétion lacrymale.*

De bonne heure, il y a épiphora; cette hypersécrétion est plus considérable dans la conjonctivite, liée au zona, que dans la conjonctivite simple. J'ai noté chez un malade (observation n° 2) que les larmes étaient très-abondantes lorsque la névralgie éclatait en accès douloureux.

§ III. — *Altérations de la cornée et de l'iris.*

Elles constituent le danger de l'affection qui nous occupe.

Kératite. — L'ulcération est regardée par les auteurs comme de beaucoup la plus fréquente de toutes les lésions de la cornée. Hutchinson, Steffan et Bowman ne considèrent que celle-là.

Les ulcérations de la cornée se rencontrent bien plus souvent vers la circonférence que dans les autres points de cette membrane. Ce sont des dépressions plus ou moins profondes de la cornée, c'est-à-dire que celle-ci a éprouvé dans la partie correspondante, une perte de substance plus ou moins profonde. La forme des ulcérations est variable; le plus communément, elles sont allongées et semi-lunaires, comme si l'on avait donné un coup d'ongle à la cornée; parfois, elles ressemblent à une cupule, dont les bords seraient abruptes. Dans l'une ou l'autre de ses formes, elles entament une partie des lames de la cornée.

De quelle façon se forment ces ulcérations? J'ai rapporté quelques observations où l'ulcère avait succédé à de véritables abcès de la cornée, dont il constitue la seconde phase, mais il se montre le plus souvent après la rupture des vésicules. A l'autopsie d'un malade, Oscar Wyss trouva du pus entre les lames de la cornée.

Les ulcères se forment avec une grande rapidité. Lorsqu'il n'existe qu'une desquamation épithéliale, ou même lorsque l'ulcère est plus profond, tout peut se rétablir si le sujet est vigoureux. La réparation est intégrale. Les cellules embryonnaires reconstituent la partie détruite qui, d'après Wecker, reprend sa transparence si le travail s'est effectué avec lenteur; dans le cas contraire, les éléments nouveaux restent opaques.

« Les opacités, dit Albert Hybord, que peut produire la kératite interstitielle ou parenchymateuse sont variées. Quelquefois, il n'y a qu'un simple trouble de la cornée; d'autres fois, elles se bornent à quelques points superficiels, et la cornée prend alors l'aspect qu'elle offre dans la Kératite ponctuée antérieure. Ailleurs, elles sont étendues et profondes; la surface de la cornée est alors dépolie et inégale, l'épithélium tombe par places. Les docteurs Jacksch et Sœmisch rapportent des faits identiques. Dans le cas du professeur Sœmisch, la moitié externe de la cornée était trouble, et sur sa surface on voyait quelques inégalités provenant de la chute de l'épithélium. Un peu au-dessous du méridien horizontal, l'infiltration acquérait la plus grande intensité; là aussi la chute de l'épithélium était plus prononcée. Les alternatives que subit l'infiltration de la cornée sont fort intéressantes à suivre dans cette observation. »

Peut-être l'opacité de la cornée est-elle due dans certains cas à la production de fines granulations de carbonate de chaux dans ses lames et dans leur intervalle. Ce fait a été signalé par M. Vulpian dans les altérations de l'œil après la section du trijumeau. (*Voyez vingt-troisième leçon sur l'appareil vaso-moteur*, Vulpian). On observe fréquemment le dépolissement de la cornée dû à une Kératite très-légère.

Comme particularités, je ferai remarquer que souvent de petites vésicules se développent sur la cornée avec une grande rapidité et disparaissent au bout de quelques heures, de quatre à six heures. Cette éruption fugitive reste souvent inaperçue.

Les opacités sont diverses : le néphélion, l'albugo et le leucoma.

Les nuages s'effacent le plus habituellement, surtout chez les jeunes gens.

L'ulcération peut enfin aboutir à la perforation de la cornée. Le docteur Galézowski, Albert Hybord et Giraud-Teulon, ont vu la suppuration de l'œil précéder cette perforation.

« Le docteur Galézowski, dit Albert Hybord, mandé en consultation par le docteur Barthez, a observé un cas de ce genre ; l'ulcération de la cornée fut consécutive à un abcès ; aucun traitement ne put enrayer l'ulcération ; les douleurs étaient atroces ; bientôt la cornée fut complètement perforée, l'iris fit hernie, et il se forma un staphylôme antérieur. (Communication orale). »

§ IV. — *Iritis. — Etat de la pupille.*

L'iritis est d'intensité moyenne : elle existe dans le cinquième des cas. *L'iritis séreuse*, c'est-à-dire l'iritis limitée à la membrane épithéliale qui tapisse la face antérieure de l'iris est de beaucoup la plus commune. *L'iritis parenchymateuse*, généralisée à tout le diaphragme irien, est rare.

Ces iritis surviennent tard et disparaissent facilement. Quelquefois cependant l'iris revient lentement à l'état normal.

Dans la majorité des cas, les lésions du diaphragme irien coïncident avec la kératite ; dans les cas cependant où les lésions de la cornée sont peu accentuées, il n'est point rare d'observer à l'aide de l'éclairage latéral un *pointillé* fin sur la face profonde de cette membrane (inflammation de la membrane de Demours).

M. Galézowski et Bowman ont vu l'apparition de l'iritis se manifester avant celle de la kératite.

Les caractères de l'inflammation de l'iris consistent en altérations anatomiques et en troubles fonctionnels.

Par suite de l'altération de l'épithélium irien, l'œil paraît terne ; dépôts jaunes ou noirâtres à la surface de l'iris; au pourtour de la cornée, cercle vasculaire ou *cercle périkératique*, constitué par l'injection des vaisseaux sous conjonctivaux qui, en ce point, ont des relations étroites avec la circulation de l'iris. Douleurs circumorbitaires et douleurs névralgiques. Enfin et surtout, je citerai, avec tous les auteurs, les *synéchies postérieures*.

Les troubles visuels sont dus au rétrécissement et à l'irrégularité de le pupille, en même temps qu'aux dépôts plastiques disséminés dans la chambre antérieure.

En général, pas de troubles généraux prononcés.

La pupille est habituellement resserrée. Elle peut être dilatée, comme dans l'observation XIII recueillie à la clinique du Dr Galezowki : « Chez un malade de Hutchinson, la pupille était dilatée du double ou du triple, immobile, fixée par ses adhérences ; il y avait en même temps ptosis de la paupière supérieure. Chez un second elle était un peu plus large que celle du côté sain. « (Albert Hybord. *Du zona ophthalmique. Loco citato*).

Hutchinson a observé, dans un cas, la *mydriase* sans lésions de l'iris.

Tous les auteurs, Hutchinson le premier, ont noté dans le zona ophthalmique la paresse de l'iris.

Dans un cas, le sulfate d'atropine, ordonné par Hutchinson en solutions concentrées, n'a pu parvenir à dilater la pupille. C'est là un fait exceptionnel qui n'explique rien. « La cornée qui était opaque, assez opaque, dit Hybord, pour empêcher la vision, a-t-elle permis à l'atropine de pénétrer dans la chambre antérieure? »

L'iritis est moins fréquente que la kératite. Dans certains cas, la kératite rend la cornée si opaque qu'elle s'oppose à l'examen minutieux du diaphragme irien. Une iritis intense peut exister sans kératite, et une kératite très-intense peut exister sans iritis.

En fait, l'inflammation de l'iris se montre le plus habituellement après celle de la cornée. Dans tous les cas, la photophobie est un des symptômes les plus constants des lésions de ces membranes; photophobie avec larmoiement et douleurs piquantes.

La règle posée par Hutchinson, acceptée par Bowman et Steffan, reçoit tous les jours la sanction des faits : « Dans le zona ophthalmique, la kératite et l'iritis n'apparaissent que lorsque l'éruption est à son summum. » Cela ne veut pas dire qu'il n'y ait pas d'exceptions. On a vu la cornée se troubler (O. Wyss) le lendemain du jour où les vésicules apparurent, tandis que ce phénomène n'arrive généralement que le cinquième, sixième ou septième jour.

Dans certains cas, sous l'influence de nouvelles poussées de vésicules, l'iritis s'est déclarée vers la fin de la quatrième semaine. A cela rien d'étonnant, puisque les vésicules sont, avec les douleurs, les premières manifestations du processus irritatif.

§ V. — *De l'anesthésie de la cornée après l'éruption.*

Vers la fin de l'éruption, il n'est pas rare de constater

une insensibilité plus ou moins grande de la cornée. La conjonctive elle-même, dans un certain rayon autour de la cornée, peut participer à cette insensibilité. Il n'est pas nécessaire, je crois, pour qu'il y ait anesthésie, que l'apparition des vésicules ait été constatée sur la cornée.

Beaucoup d'observations, de date récente, ne mentionnent pas la présence des vésicules et relatent d'une façon formelle l'anesthésie de cette membrane. Il est reconnu cependant que certaines vésicules, de courte durée, cinq à six heures, passent inaperçues.

Le malade de l'observation n° 1 voulut traiter sa conjonctivite avec une solution de nitrate d'argent; il n'éprouva qu'une sensation de brûlure fort légère.

L'observation n° 2 nous montre un goutteux sur la cornée duquel on pouvait promener, sans qu'il éprouvât de sensations désagréables, les barbes d'une plume.

Au moment de la chute des croûtes, Albert Hybord porta un crayon à la surface de la cornée chez une malade du Dr Blachez et constata une anesthésie complète.

De la pression sur le globe oculaire. — J'ajoute que c'est au moment où se détachent les croûtes que l'anesthésie est le plus souvent manifeste. Si, à cette époque, on presse avec la pulpe du doigt sur le globe oculaire, on détermine de violentes douleurs; mais, si on touche la cornée, elle est plus ou moins insensible.

Plus tard, quelques mois après, la proposition est renversée; la cornée a repris une partie de sa sensibilité, tandis qu'une assez forte pression qui déterminait autrefois de vives souffrances est facilement tolérée par le malade.

Ainsi, quelques mois après l'éruption, sur des malades qui n'avaient pas de névralgies consécutives, j'ai constaté que l'œil, jadis malade, supportait plus facilement que l'œil sain une forte pression. La conjonctive, comme je l'ai dit, peut rester insensible dans une petite zone autour de la cornée.

Quelques mois après la disparition des plaques, on constate chez quelques malades des douleurs oculaires circumorbitaires, des tiraillements pénibles, de l'irritation de l'œil et de la photophobie. J'ai vu, chez le malade de l'observation n° 2, la moindre pression sur le globe oculaire déterminer un écoulement de larmes abondant.

§ VI. — *Paralysies musculaires.*

La plus commune des paralysies pendant le cours du zona est la paralysie du nerf moteur oculaire commun. Dans une observation rapportée par Albert Hybord, la paralysie a été complète et s'est étendue à tous les muscles innervés par le nerf de la troisième paire. Incomplète, elle frappe seulement le releveur de la paupière (Voy. Hybord. Zona ophthalmique, thèse) et le droit interne, d'où strabisme externe et ptosis, ou encore elle se limite au releveur de la paupière. La mydriase peut exister seule ou accompagner ces paralysies.

M. Raynaud a observé une femme (observation n° 6) qui ne présentait la veille pour tout symptôme qu'une paralysie de la cinquième paire avec zona correspondant, et chez laquelle se développa, en vingt-quatre heures, une paralysie de la sixième paire, de la septième et de la huitième. — Weidner et Bowman ont constaté la paralysie du droit externe.

Lorsque les paralysies qui surviennent dans le cours du zona lui appartiennent en propre, elles se dissipent rapidement. On peut présumer que les paralysies observées jusqu'à ce jour sont des paralysies de nature rhumatismale, *à frigore* : « O. Wyss, dans une autopsie, a constaté dans l'œil la présence de petits abcès, ce qui l'engagerait à rattacher la paralysie à l'inflammation du tissu musculaire (Hybord). »

Des altérations oculaires rattachées à tort ou à raison au zona ophthalmique. — Bowman a cité une *atrophie* de la papille du nerf optique. Bowater a mentionné une amblyopie avec ptosis de la paupière supérieure et léger strabisme externe.

Hutchinson prétend avoir vu plusieurs fois la sclérotique atteinte par l'inflammation.

Chez un malade atteint de zona ophthalmique, les tiraillements des nerfs ciliaires donnaient lieu à des douleurs profondes, extrêmement vives, qui s'irradiaient vers le fond de l'œil et vers la tempe. M. Galezowski, pour diminuer la tension intra-oculaire, fut obligé à deux reprises différentes de faire la paracentèse de la chambre antérieure. (Communication orale.)

M. Maurice Raynaud, dans une de ses cliniques qui n'a pas été publiée, s'exprimait ainsi :

« J'ai maintenant quelques mots à ajouter à propos d'une relation à établir entre les névralgies de la cinquième paire et le glaucome. Hybord conteste toute lésion glaucomateuse dans les névralgies de la cinquième paire. Pour moi, je ne suis point aussi absolu. J'ai donné des soins à une vieille dame de 82 ou 83 ans qui éprouvait dans le rameau sus-orbitaire de la cinquième paire des douleurs atroces, offrant le caractère d'un véritable tic douloureux, et finissant, comme c'est l'ordinaire dans cette dernière affection, d'une façon très-prompte. Vous connaissez tous les douleurs péri-orbitaires du glaucome. Mais ici c'était plus que des douleurs névralgiques, c'était un véritable tic douloureux.

Les choses en étaient là lorsque la malade me dit par hasard un jour : *Je n'y vois pas.*

J'examinai son œil ; je trouvai de l'opacité des milieux. Il s'agissait d'un glaucome. Mais le glaucome était-il la cause des douleurs, ou bien, au contraire, dérivait-il lui-même des lésions nerveuses? Cette dernière hypothèse est la plus vraisemblable, car l'iridectomie échoua; elle ne fut suivie d'aucun amendement des douleurs qui ne cessèrent qu'après l'extirpation de l'œil.

M. Panas qui avait supposé d'abord que les douleurs péri-orbitaires étaient sous la dépendance d'un glaucome a modifié ensuite son opinion. Comme moi, il admet que dans ce cas particulier, le glaucome est sous la dépendance d'une lésion primitive de la cinquième paire. »

CONCLUSION.

Se basant sur de nombreuses observations et sur les relations anatomiques, Hutchinson donne la formule suivante qui, jusqu'à ce jour, a reçu la sanction des faits.

Dans le zona ophthalmique, l'iris et la cornée souffrent rarement quand l'éruption ne siége pas sur le territoire des branches du nerf nasal, ils souffrent habituellement quand tout le côté du nez est envahi; l'iris et la cornée sont d'autant plus exposés à souffrir, et peut-être à souffrir gravement, que l'éruption recouvre tout le côté du nez ou l'aile du nez.

CHAPITRE III.

ZONA OPHTHALMIQUE FRUSTE.

Je désignerai sous ce nom avec M. Abadie une sorte de zona ophthalmique, dont l'éruption ne se manifeste que du côté de la cornée.

La thèse d'Albert Hybord contient des cas de zona présentant cette particularité.

Une observation dans le même sens a été rapportée sous le nom de kératite bulleuse, avec nombreuses récidives, par M. Léon Brière, chef de clinique du Dr Sichel (*Union médicale*, n°135. Un cas de kératite bulleuse; nombreuses récidives. Grande amélioration par les courants continus et par l'iridectomie).

Un cas semblable s'est présenté récemment à la clinique de M. Abadie ; l'observation n'a pas été prise.

Cette variété de zona ophthalmique serait, d'après M. Abadie, justiciable du sulfate de quinine.

Dans cette affection, le début est brusque ; il arrive à une heure déterminée, par des douleurs hémicraniennes, par du larmoiement et une injection vive du globe oculaire, puis par l'apparition de l'*œdème des paupières* et d'une *éruption bulleuse* incontestable, bien qu'assez limitée. Mais ce qui étonne, c'est la fréquence des rechutes et l'irrégularité des intervalles qui séparent un accès du suivant.

CHAPITRE IV.

PATHOGENIE ET PHYSIOLOGIE DU ZONA.

Après avoir étudié le zona ophthalmique relativement à la disposition et à l'évolution de ses manifestations cutanées, relativement à ses complications oculaires, le moment est venu d'en rechercher sa nature.

1° Le zona est-il la manifestation d'une diathèse herpétique, arthritique ou syphilitique?

2° Est-il, comme le dit M. Bazin, une affection idiopathique de cause interne, une maladie essentielle, une pyrexie, une véritable fièvre éruptive, un pseudo-exanthème;

3° Quel rapport existe-t-il entre l'éruption et les ramifications superficielles des nerfs?

4° L'affection nerveuse est-elle une conséquence de la lésion cutanée, ou bien l'éruption herpétique est-elle la conséquence d'un traumatisme, d'une inflammation, d'une névralgie *à frigore*, congestive, anémique, d'une névrite, d'une lésion des centres nerveux, en un mot d'un désordre quelconque de l'innervation?

5° Dans le cas où il y aurait désorganisation réelle des éléments nerveux, sur quels centres nerveux et sur quels tubes préposés à la sensibilité ou à la nutrition des tissus, porte cette désorganisation?

Tel est le problème complexe que nous étudierons. Il y a quelques années, le débat eût été impossible; aujourd'hui, malgré les travaux de pathologistes et de physiologistes éminents, le sujet est encore ardu.

1° *Le zona est-il la manifestation cutanée d'une diathèse herpétique rhumatismale, goutteuse, syphilitique ?*

Il est bon de rapporter ici les principales opinions émises par les divers auteurs, et surtout par les dermatologistes, sur la nature de cette affection.

La plupart des anciens auteurs la considéraient comme une affection herpétique, une variété spéciale d'herpès. Sauvages, Alibert, Cazenave, Libert, etc.)

D'autres la regardent comme un exanthème, comparable par exemple à l'érysipèle (Cullen, Boissière, etc...)

M. Hardy considère le zona comme une maladie inflammatoire, accidentelle, se compliquant habituellement d'une névralgie qui lui imprime un cachet spécial, mais, malgré cela, présentant des caractères qui ne permettent de la ranger ni dans les névralgies, ni dans les fièvres.

Autrefois M. Bazin prétendait que le zona était un signe certain d'arthritis. Aujourd'hui, il a abandonné cette opinion. Voici textuellement les raisons qu'en donne son élève, M. le Dr Baudot.

« Nous avons dit que M. Bazin avait décrit, dans sa première édition, un zona idiopathique et un zona arthritique ou herpétique, mais que dans la seconde édition, il décrivait seulement un zona idiopathique, non parce qu'il niait à cette affection toute relation avec l'arthritis ou l'herpétis, mais parce que souvent les caractères distinctifs sont difficiles à reconnaître, et que d'ailleurs le zona guérissant toujours spontanément, la distinction entre le zona idiopathique et le zona arthritique ou herpétique est inutile. » M. Bazin, comme M. Guibout, regarde *maintenant le* zona comme une affection idiopathique, fébrile, une sorte de pyrexie éruptive, un pseudo-exanthème.

Pour M. Parrot, le zona est une manifestation toujours secondaire, subordonnée à l'existence d'une névralgie de nature rhumatismale ou dyspeptique.

La diversité de ces opinions n'a d'égale que la difficulté du sujet.

Sans plus tarder abordons la discussion.

L'éruption cutanée est-elle herpétique? Et d'abord quels sont les caractères des affections cutanées herpétiques? La disposition symétrique, la chronicité et la récidivité. Or le zona n'affecte qu'un seul côté du corps, revêt la forme aiguë et ne récidive pas.

Est-elle artritique? Nous avons dit que M. Bazin, qui d'abord abondait en ce sens, avait fait une rétractation manifeste consignée par son élève M. le Dr Baudot, et nous ajouterons que M. Bazin lui-même, dans le *Dictionnaire encyclopédique* de Dechambre, abandonne sa première théorie dans son article sur les arthritides.

Quel est le spécifique de l'arthritis, suivant M. Bazin? C'est la médication alcaline. Or le zona guérit spontanément et sans l'ingérence des alcalins. Comment donc cette affection peut-elle justifier de sa nature arthritique, lorsqu'elle guérit, en dehors de la médication alcaline, et que, du reste, elle n'emprunte rien dans sa description aux caractères de l'arthritis ?

Est-elle syphilitique? Non, car les syphilides sont indolentes et chroniques. Les syphilides *précoces* sont disséminées sans ordre sur toute la surface du corps, et ne présentent nullement cette forme, cette configuration spéciale, et, comme siége, ce lieu d'élection qui caractérise le zona. Sans doute les syphilides *tardives* sont groupées et comprises dans certaines limites; mais elles ont un aspect, une couleur particulière, couleur jambon, cuivrée, sombre, chocolat; leurs croûtes sont différentes et leurs ulcérations sont généralement à l'emporte-pièce.

Le zona n'est donc ni herpétique, ni arthritique, ni syphilitique.

Le zona peut-il être considéré comme une *affection idiopathique de cause interne, une véritable fièvre éruptive?*

Nous constatons dans cette affection, disent certains auteurs, des *prodromes* comme dans les fièvres éruptives: un état général mauvais, de la rachialgie, de l'inappétence, du vertige, des troubles fonctionnels, de la fièvre.

Écoutons M. Guibout qui partage l'opinion de M. Bazin:

« Lorsque l'éruption a lieu, l'intensité de la fièvre et des accidents prodromiques diminue : l'éruption a produit une véritable détente, comme dans la rougeole, dans la variole, dans la scarlatine; et dans le zona, comme dans ces affections la diminution de la fièvre est progressive, à mesure que l'éruption marche sur son déclin. Enfin, dans le zona, comme dans les autres fièvres éruptives, il y a une forme ordinaire, habituelle ou bénigne et une forme grave ou maligne. Il y a un zona noir, hémorrhagique ou purpurique, et un zona gangréneux, de même qu'il y a une scarlatine gangréneuse, un érysipèle gangréneux, une variole noire ou hémorrhagique. »

Il y aurait donc pour M. Guibout, comme pour M. Bazin, une fièvre de zona, comme il y a une fièvre rubéolique. variolique, scarlatineuse, ecthymateuse, impétigineuse, etc...

Hâtons-nous d'ajouter que les prodromes n'ont pas l'importance qu'on a bien voulu leur accorder. Assez fréquemment ils n'existent pas, et dans la grande majorité des cas ils sont très-légers.

Les observations sont là pour attester mon assertion. Quant à la fièvre sur laquelle on s'est basé pour établir une analogie compromettante entre le zona et les fièvres éruptives, nous sommes forcé d'avouer, relativement à sa fréquence, à son intensité et à sa durée, qu'elle n'existe pas, pour le zona ophthalmique, dans le tiers des cas, que le plus habituellement elle est légère et fugace, et qu'elle coïncide généralement avec l'apparition d'un œdème plus ou moins considérable qui se développe sur le territoire cutané envahi par l'éruption. Que devient, dans ces conditions, l'analogie du zona avec les fièvres éruptives?

Nous n'insisterons pas.

Le zona est-il en rapport avec les ramifications superficielles des nerfs? Le fait n'est pas douteux; il existe entre l'éruption et les nerfs des relations intimes, absolues évidentes et à l'abri de toute controverse. Citerons-nous, pour le zona ophthalmique, la direction verticale des vésicules sur le front, suivant le trajet du nerf sus-orbitaire; parlerons-nous de la disposition en demi-ceinture de l'éruption sur le thorax suivant le trajet des nerfs intercostaux; enfin signalerons-nous la forme variée de l'éruption sur les membres suivant le trajet des différents nerfs?

L'affection nerveuse est-elle la conséquence de la lésion cutanée? Sans doute la peau est vivement influencée par le zona, puisque dans certains cas, il apparaît en même temps que les vésicules un œdème parfois considérable, rouge et douloureux, une véritable dermite sur laquelle se développeront des ulcérations et plus tard des cicatrices indélébiles. Mais les douleurs, les démangeaisons vives, rattachées à cette dermite, ne jouent qu'un rôle secondaire; elles sont insignifiantes comparativement aux douleurs sourdes et continues de la névrite, comparativement aux élancements pénibles de la névralgie. D'un autre côté, la production de vésicules herpétiques sur les lèvres par exemple, sur le prépuce, ne détermine le plus habituellement qu'une démangeaison légère. Bien plus, la sensibilité tactile, dans le zona, est en partie détruite ou abolie, et des douleurs vives, persistantes, durant des années, tourmentent si cruellement certains malades qu'ils ne reculent devant aucun mode de traitement.

L'éruption herpétique est donc secondaire; elle n'est pas la cause des douleurs persistantes et, dès lors, elle doit être regardée comme la manifestation cutanée d'une affection nerveuse.

Il est de fait que le zona a souvent succédé à un *traumatisme*, à des contusions, à des piqûres, à des tiraillements de branches nerveuses, à des cicatrices douloureuses, toutes conditions éminemment propres à développer la névrite.

Les faits sont nombreux : Dans le *Journal de physiologie* du 5 novembre 1859, M. Charcot, rapporte l'observation d'un individu, blessé par une balle à la partie inférieure et postérieure de la cuisse; la plaie se ferma, mais des névralgies avec élancements douloureux survinrent et s'accompagnèrent à plusieurs reprises d'une éruption de zona. M. Bouchard fit en 1869 une communication à la Société de Biologie, où il a rapporté deux cas de zona traumatique.

« Dans le premier une entorse de l'articulation tibio-tarsienne gauche avait été suivie de névralgie sciatique déterminant des élancements à partir de l'échancrure sciatique. Deux mois après le début de cette névralgie apparurent de grosses vésicules perlées, reposant sur un fond rouge et disposées en traînées sur le dos du pied, à partir du cou-de-pied jusque sur les phalanges des trois derniers orteils.

« Cette éruption dura douze jours et guérit complètement en même temps que la sciatique.

« Chez un second malade, un choc violent dans la région de l'aisselle gauche fut suivi de douleurs lancinantes irradiant sur le thorax en avant et sur la partie interne du bras. Deux jours après parut une éruption très-caractéristique de zona suivant le 2e et le 3e espace intercostal et les divisions du brachial cutané interne. De petites eschares se développèrent à la base de quelques vésicules. La maladie cutanée guérit en onze jours ainsi que la névralgie L'éruption n'avait siégé que sur la partie des nerfs situés au delà de la lésion. »

Un homme de 30 ans entra dans le service de M. le Dr Garat, le 20 mai 1874, pour une éruption vésiculeuse des membres inférieurs. C'était un zona qui remontait à cinq jours et se rattachait, d'après les renseignements fournis par le malade, à la section de quelques durillons section qui aurait été fort douloureuse. Des deux côtés, elle occupait la région dorsale du pied ; exactement limitée en dedans par le bord interne, elle empiétait légèrement en dehors par le bord externe, sans envahir la face plantaire ; elle s'étend en bas sur la face dorsale des cinq orteils; en haut elle ne dépasse pas une ligne transversalement dirigée à 3 centimètres au-dessus de l'interligne articulaire.

Une femme, 32 ans, domestique, robuste, de bonne santé, rentre dans le service de M. Woillez, à Lariboisière. Cette jeune femme était tombée dans un escalier et s'était faite une forte contusion à la fesse et à la partie droite du thorax. Dès le lendemain, la douleur s'accompagna d'une éruption herpétique sur fond rouge.

Dans le *Bulletin de la Société anatomique* (Renaut. Otite suppurée, zona symptomatique le long des branches du trijumeau. *Bulletin de la Société anatomique*, 1844, p. 642),

M. Renaut rapporte une observation de zona symptomatique d'une otite suppurée, qui s'était développée le long des branches du trijumeau.

Au mois de novembre 1872, un homme rentre dans le service de M. Empis, à la Charité. Il eut une inflammation du muscle psoas, une suppuration de la fosse iliaque du côté droit. Un zona se développa sur le trajet du nerf crural. On expliqua l'éruption par le fait d'une névrite du nerf crural qui elle-même reconnaissait pour cause le foyer purulent. La guérison terminée, il y eut disparition des douleurs.

Albert Hybord, dans son travail sur le zona, cite de nombreux exemples de zona traumatique. Il parle aussi d'un cas de zona de la face, étendu à tout le territoire cutané du trijumeau et survenu à la suite d'une névrite consécutive à l'asphyxie par la vapeur de charbon. (Leudet, *Archives générales de médecine*, mai 1865).

Les affections de la moelle épinière s'accompagnent fréquemment d'éruptions coïncidant avec l'exacerbation de ces douleurs fulgurantes, pathognomoniques de la sclérose fasciculée des cordons postérieurs. L'observation n° 2 nous montre un zona ophthalmique chez un ataxique.

Le Dr Liouville a observé chez un individu atteint de sclérose des cordons postérieurs, un zona du bras gauche

Nous remarquerons que pour les altérations cutanées qui se montrent dans le cours des affections de la moelle, il est nécessaire que la substance grise soit atteinte pour que les troubles trophiques se produisent.

En présence de ces faits, nous pouvons déjà présumer qu'une seule et même condition pathogénique, l'irritation ou l'inflammation du système nerveux périphérique ou du système nerveux central, préside au développement de l'éruption herpétique. L'anatomie pathologique va nous le démontrer.

Danielssen et Bœrensprung trouvèrent les nerfs intercostaux injectés et enflammés. Au microscope, le névrilème présenta des signes indéniables d'inflammation. Les ganglions présentèrent des altérations remarquables. Dans l'autopsie d'un enfant âgé d'un an, qui eut, quarante jours avant sa mort, un zona des sixième, septième et huitième espaces intercostaux gauches, Bœrensprung examina avec soins les ganglions intervertébraux correspondants. Les ganglions des cinquième et neuvième racines étaient sains, les sixième, septième et huitième racines étaient tuméfiées et vivement injectées, surtout le septième.

L'enveloppe propre du ganglion qui se continue avec le névrilème, en un mot le tissu connectif qui envoie des prolongements vers le centre était épaissi, friable et renfermait une multiplication de noyaux embryoplastiques et une infiltration de granulations pigmentaires.

Les altérations s'étendaient au delà du ganglion jusqu'à la réunion des deux racines et aux deux branches des nerfs dorsaux. Les éléments nerveux du ganglion et les fibres nerveuses des nerfs, bien que présentant quelques varicosités, n'étaient pas, à proprement parler, altérés. Dans quelques points cependant, où la prolifération avait été plus abondante, les tubes étaient un peu granuleux et interrompus dans leur continuité.

Haight trouva les nerfs du système nerveux sous-cutané congestionnés et entourés de proliférations cellulaires. Quant au cylindre-axe il était placé excentriquement.

Weidner (Berlin, Klin, Woch., 1870) décrit également, dans la racine sensible du premier nerf thoracique, l'infiltration de cellules fusiformes avec de nombreux corpuscules de phosphate et de carbonate de chaux. « Dans un second cas, dit Albert Hybord dont la traduction est plus complète que la mienne, le même auteur a vu chez un malade, atteint d'un zona ophthalmique, un rétrécissement du trijumeau à sa sortie du pont de Varole et une hyperémie de la pie-mère ; un nouveau rétrécissement et de l'hyperémie à l'entrée du nerf, dans le ganglion de Gasser. Là, les éléments du nerf sont dissociés ; entre les faisceaux isolés existe un liquide rougeâtre et un peu épais.

« Les cellules ganglionnaires, de grosseur inégale, contiennent un pigment très-abondant, brun jaunâtre ; elles sont placées dans un tissu cellulaire renfermant beaucoup de noyaux. »

Wagner (*Archiv. des Heilkunde*, 1870) trouve que les cellules des ganglions nerveux ont subi la dégénérescence graisseuse.

Toutes ces remarques prouvent la nature inflammatoire de la maladie, mais cela ne fait plus l'ombre d'un doute après les travaux si remarquables d'O. Wyss et de Horner, de Zurich. Ces deux observateurs, d'une compétence universellement reconnue, nous donnent la description anatomo-pathologique de l'herpès zoster la plus juste et la plus complète qui ait jamais été faite.

L'observation de zona ophthalmique, publiée par O. Wyss, a été prise d'une façon magistrale. J'ai sous les yeux deux traductions de cette observation. Il s'agit d'un homme de 68 ans qui, au bout de deux à trois jours de fièvre, fut atteint d'une légère rougeur de l'œil droit, du front, du nez, de la joue droite, de l'oreille droite et enfin de toute la partie gauche de la face. Deux jours après l'éruption, survinrent sur la face de petites élevures qui laissèrent à leur suite de petites plaies rouges et parfaitement saignantes. Le malade mourut quelques jours après.

Des deux traductions que je possède, celle qui a été résumée par Albert Hybord me paraît la plus complète; voilà pourquoi je m'adresse de préférence à son travail.

Examen à l'œil nu. — A l'ouverture du crâne, la cavité orbitaire semble être plus remplie à droite qu'à gauche. Dans le muscle abducteur, abcès de la grosseur d'un noyau de cerise, à sa partie moyenne et près de sa face interne. Petits abcès dans le tissu cellulaire voisin. Trois petits abcès dans le droit externe. — Phlébite de la veine ophthalmique, au point où elle est contiguë à l'abcès du voisinage du muscle droit externe. — Le tissu conjonctif sous-cutané de la paupière supérieure et de l'arcade sourcilière, le muscle orbiculaire sont parsemés d'abcès.

Le trijumeau est sain en arrière du ganglion, sauf au point où il entre dans le ganglion de Gasser; à ce niveau il offre une suffusion sanguine.

Le ganglion de Gasser est plus grand que celui du côté opposé, plus mou, plus injecté. Sur sa partie interne existe une tache rougeâtre de 1 millim. de large, semblant dépendre d'un extravasat sanguin. La substance du ganglion est d'un rouge clair, comme celle du rameau ophthalmique.

Le rameau ophthalmique est, depuis son point de départ du ganglion jusqu'à son entrée dans l'orbite, entouré d'un extravasat sanguin (!). Il paraît plus large, plus épais que celui du côté opposé, gris rougeâtre, plus mou, d'une consistance presque gélatineuse. A la coupe, on voit beaucoup de lignes fines et blanches séparées par un tissu mou, gris rougeâtre, contenant un grand nombre de petits vaisseaux remplis de sang. Cette altération s'étend depuis l'entrée du rameau dans l'orbite jusqu'aux plus fines ramifications.

Les autres nerfs de l'orbite sont sains.

La deuxième et troisième branches du trijumeau sont normales.

Œdème pulmonaire. Petites ulcérations du côlon, du transverse et du rectum.

Examen microscopique. — Toutes les coupes faites sur les parties malades furent comparées à des coupes identiques faites du côté sain, et à d'autres coupes analogues.

Ganglion de Gasser. — Il ne fut pas possible de faire une coupe s'étendant à toute la largeur du ganglion; les coupes se brisaient, les éléments se dissociaient avec la plus grande facilité.

Entre les faisceaux nerveux, à leur entrée dans le ganglion, existent de riches extravasats sanguins. Les capillaires et les petites branches vasculaires qui les entourent sont fortement injectés; à l'intérieur des faisceaux, on trouve des vaisseaux injectés et des extravasats.

La substance du ganglion est fort peu changée au point d'où émanent les deuxième et troisième rameaux du trijumeau, tandis que la portion d'où sort le premier rameau est altérée au plus haut degré.

Dans la partie la plus interne du ganglion de Gasser, extravasat sanguin, réplétion considérable et dilatation des vaisseaux. En beaucoup de points, les cellules ganglionnaires sont en régression; la substance du ganglion est là fortement infiltrée de cellules de pus, éloignant les unes des autres les cellules ganglionnaires en parties détruites. Quelques-unes semblent avoir été complètement détruites et avoir abandonné leur pigment, d'autres sont déformées par les cellules de pus, d'autres enfin semblent comme rongées et détruites.

Les faisceaux nerveux du premier rameau qui sortent du ganglion sont entourés d'extravasats sanguins assez volumineux ; ceux du deuxième rameau ne sont entourés que de quelques petits extravasats, et ceux du troisième sont complètement normaux. La gaîne de la branche ophthalmique est infiltrée de cellules de pus, non-seulement à la surface, mais dans l'intérieur des faisceaux.

A l'examen des fibres fraîches du premier rameau, 5 millim. après sa sortie du ganglion, les faisceaux se laissent très-facilement dissocier. Le cylindre-axe de la plupart des fibres nerveuses est normale, mais la myéline est fortement coagulée, et dans l'intérieur se trouve une grande quantité de granulations et gouttelettes graisseuses. Les gaînes sont infiltrées, jusque dans l'orbite, et au dehors de l'orbite, aussi loin qu'on peut suivre les rameaux nerveux : les vaisseaux sont fortement injectés, des extravasats sanguins existent à l'intérieur des faisceaux ; mais le nombre des fibres malades et l'intensité des altérations diminuent vers la périphérie.

Les autres nerfs de l'orbite sont sains ; leur périnèvr est fort peu infiltré.

Glande lacrymale. — Injection des vaisseaux. Infiltration cellulaire dans plusieurs points. Abcès dans la substance glandulaire.

Peau. — Çà et là, infiltration cellulaire. Dans le tissu sous-cutané, infiltration de cellules et de lymphe plastique. Les papilles et la portion contiguë du derme sont détruites au niveau des vésicules.

Paupière supérieure. — La conjonctive palpébrale est fortement infiltrée de cellules incolores ; petits abcès dans le tissu sous-conjonctival.

Examen de l'œil (fait par le prof. Horner). *Cornée.* — Trouble épais. Pertes de substances irrégulières, taillées à pic. Les couches de la cornée, principalement les couches superficielles, sont très-richement infiltrées de cellules de pus.

Iris épaissi; riche rassemblement de cellules lymphatiques.

Des altérations de la rétine, de la choroïde (extravasats sanguins) sont attribués par Horner à la phlébite de la veine ophthalmique.

Nerfs ciliaires. — Ils sont très-richement entourés de cellules lymphoïdes. Autour d'eux existent également des extravasats sanguins. Les cellules ganglionnaires isolées semblaient normales. Dans la cornée, ils ne sont pas spécialement entourés d'amas cellulaires.

En définitive, dit O. Wyss, les altérations du tiers interne du ganglion de Gasser, d'où émane le rameau ophthalmique, présentent le caractère d'une inflammation aiguë, d'une véritable névrite (hyperémie considérable, forte infiltration cellulaire du tissu conjonctif, destruction des travées conjonctives, altérations des cellules ganglionnaires). De même, pour la première branche, il s'agit aussi d'une névrite.

C'est une névrite propre et primitive, qui a son maximum d'intensité au niveau du ganglion de Gasser. »

Avant de terminer l'exposé des altérations anatomo-pathologiques, je citerai l'observation et les recherches de MM. Charcot et Cotard, présentées à la Société de biologie, en 1866, à propos d'un zona du cou, consécutif à une névrite du plexus cervical et des ganglions correspondants des racines spinales postérieures.

Il s'agissait d'une femme, âgée de 68 ans, présentant un cancer du sein. Les corps de certaines vertèbres avaient subi la dégénérescence cancéreuse, surtout à la région cervicale. La compression nerveuse, déterminée par les changements de rapport de vertèbres entre elles, avait fait naître une névrite et une éruption herpétique consécutive. Le microscope décela une injection des capillaires qui se ramifient dans l'épaisseur de la trame lamineuse des ganglions et des nerfs; cette trame était également le siége d'une prolifération conjonctive; quant aux corpuscules ganglionnaires et aux tubes nerveux, ils étaient intacts.

Dans les comptes-rendus de la Société de biologie, de 1873 il est relaté que Cl. Bernard, dans des expériences sur un lapin et un chien, fit la section du nerf trijumeau dans le crâne au-dessus du ganglion de Gasser. M. Ranvier fit l'examen histologique huit jours après l'apparition des lésions. Il constata la dégénérescence des fibres nerveuses qui partent de la petite racine.

En résumé, l'anatomie pathologique nous a révélé l'existence d'une névrite du système nerveux périphérique (Haight), du ganglion spinal ou du tronc nerveux (Bœrensprung, Weidner, Wagner, O. Wyss, Charcot). Cette névrite reconnaît différentes causes que nous avons déjà mentionnées. Le froid, d'un autre côté, n'est-il pas susceptible d'engendrer à lui seul la névrite dans les cas de zona sans névralgie préexistante?

Du reste, les troubles fonctionnels sont ceux que l'on observe dans toute névrite. C'est d'abord une douleur très-vive, s'irradiant sur tout le trajet du nerf, douleur qui par sa continuité se différencie de la douleur névralgique; plus tard, si le nerf se détruit, il existe une *anesthésie* des régions auxquelles il se distribue. Le zona ophthalmique, d'autre part, apparaît-il dans le cours d'une névralgie sus-orbitaire? Il coïncide toujours avec l'exaspération des douleurs névralgiques.

La première conséquence des phénomènes observés est l'*hyperalgésie*; elle est due à la pression exercée par la congestion et l'exsudation ; la seconde, est l'*anesthésie,* elle est due à une destruction plus ou moins complète des éléments nerveux.

L'*anesthésie douloureuse*, que l'on rencontre assez rarement, indique la persistance de l'irritation sur un point quelconque du nerf ; elle s'explique par la propriété que possède le système nerveux de rapporter à la périphérie les douleurs provoquées par l'irritation du nerf, comme cela se voit chez les amputés qui souffrent du membre qu'ils n'ont plus. Dans une leçon sur le zona, M. Bouchut qui n'admet pas que le zona soit une tropho-névrose s'exprimait ainsi :

« Quand on jette un regard sur les altérations cutanées qui se montrent dans le cours des affections de la moelle, on voit qu'il est nécessaire que la substance grise de la moelle soit atteinte pour que le trouble nutritif se produise.

Le zona se rattache de même à une lésion de la substance ganglionnaire, qui peut être consécutive à l'inflammation préalable du nerf ou la précéder. Dans le premier cas, la névrite est ascendante, et après avoir débuté sur les rameaux périphériques du nerf atteint, elle gagne les centres nerveux en laissant sur le ganglion de la racine postérieure des traces évidentes de son passage, et cette altération réagit secondairement à son tour sur la nutrition des tissus innervés, d'où résultent ces troubles fonctionnels et ces éruptions cutanées dont je viens de vous rapporter le plus frappant exemple (zona). »

L'hypérémie neuro-paralytique des petits vaisseaux peut-elle expliquer les troubles trophiques tels qu'ils se présentent à notre examen ?

M. Charcot répond à cette question : « il est aujourd'hui démontré que l'hypérémie neuro-paralytique, quelque loin qu'elle soit poussée, n'est jamais suffisante pour occasionner à elle seule une altération dans la nutrition des tissus. Sans doute cette hyperémie, comme l'a fait remarquer M. Schiff, crée une certaine prédisposition aux inflammations, lesquelles peuvent éclater, soit spontanément, du moins en apparence, chez l'animal malade, soit à la suite des causes d'excitation relativement légères chez l'animal sain. Mais ces lésions de nutrition, d'origine neuro-paralytique, ne sont nullement comparables aux troubles trophiques que nous étudions. Ces derniers se développent habituellement et accomplissent leur évolution, sans être précédés ou accompagnés par aucun des phénomènes qui révèlent objectivement l'état paralytique ou l'état inverse des nerfs vaso-moteurs. »

Ainsi la dilatation des petits vaisseaux, leur hyperémie neuro-paralytique n'expliqueraient nullement jusqu'à ce moment les troubles trophiques consécutifs à l'irritation du système nerveux. Que l'hyperémie soit active, qu'elle soit passive ou paralytique. il est difficile de lui attribuer les lésions cutanées. Nous ne parlerons pas de la dilatation active des vaisseaux telle que l'entend Schiff, ni du péristaltisme des vaisseaux admis par Legros et Onimus. La première de ces théories, celle de Schiff, est difficilement justifiée par l'anatomie. La seconde est infirmée par les recherches de M. le professeur Vulpian. (*Leçons sur l'appareil vaso-moteur* 1875).

L'action du système nerveux, dans les troubles nutritifs, ne s'exerce-t-elle pas par les filets sensitifs? Abrahamsz, médecin hollandais, dans un travail sur le zona ophthalmique, accompli sous la direction de Snellen, adopte cette dernière théorie.

M. le professeur Vulpian a, en effet, démontré que toute excitation portée sur un point quelconque de la longueur d'une fibre nerveuse se transmet immédiatement dans les deux sens, centrifuge et centripète. Il est donc admissible que l'irritation permanente d'un tronc nerveux sensitif entraîne une excitation qui se transmette à la périphérie et produise autour des extrémités papillaires des nerfs, une irritation dont l'éruption herpétique serait la manifestation cutanée.

En résumé, voici notre théorie qui est en même temps celle de Snellen :

L'inflammation du ganglion de Gasser ou de la branche ophthalmique se propage suivant la longueur du nerf jusqu'à ses ramifications périphériques. Les extrémités papillaires des nerfs sensitifs provoquent, du côté de la peau et des muqueuses, une sécrétion séreuse qui à son tour donne lieu à la formation de vésicules herpétiques. C'est un processus analogue qui, pour la rétine, fait suivre la rétinite exsudative à la névrite rétro-bulbaire; or, pour expliquer cette dernière, personne ne songe à recourir aux nerfs trophiques.

CHAPITRE V.

PATHOGÉNIE ET PHYSIOLOGIE PATHOLOGIQUE DES LÉSIONS OCULAIRES.

Magendie fit connaître le premier les troubles de nutrition qui se montrent sur l'œil à la suite de la section intra-crânienne du nerf trijumeau : opacité graduelle de la cornée, complète au bout de cinq ou six jours; conjonctivite dès le deuxième jour; iritis à peu près à la même époque avec production de fausses membranes; ramollissement de la cornée vers le huitième jour, et finalement ulcération vers la partie centrale avec évacuation des humeurs de l'œil.

Il est vraisemblable que les lésions du nerf trijumeau constatées à l'autopsie, et dans lesquelles on a constaté pendant la vie des altérations de la conjonctive, de la cornée et de l'iris, n'ont pas d'autre signification que les résultats expérimentaux constatés à la suite de la section intrà-crânienne du trijumeau.

Après les faits observés par Magendie et confirmés par tous les physiologistes, on fut amené à considérer les troubles trophiques comme la conséquence de la suppression d'une influence centrifuge, venue des centres nerveux.

Snellen et Buttner, firent des expériences bien connue qui leur permirent d'attribuer les lésions à l'anesthésie des membranes qui ne permet plus au malade de protéger l'œil contre les poussières de l'atmosphère et le contact des objets extérieurs. Schiff, cependant, n'embrasse pas cette théorie; il persiste à considérer l'hyperémie neuro-paralytique comme la cause principale des altérations de la conjonctive oculaire et des parties profondes de l'œil, après la section intrà-crânienne du trijumeau. M. Cl. Bernard, parlant des expériences de Snellen, dit que « quelles que soient les précautions que l'on prenne, les troubles de nutrition surviennent après la section du trijumeau. »

Malgré tout, il ne faut pas considérer comme inexactes les expériences de Snellen, et, par suite, on doit accorder à l'anesthésie un grand rôle dans la production des lésions oculaires.

Cependant la clinique et la physiologie expérimentale nous montrent des anesthésies du trijumeau, sans altérations oculaires, et des troubles trophiques de l'œil, survenus à la suite de lésions de ce nerf avec conservation appréciable de la sensibilité. Longet expliquait les phénomènes que l'on observe par la section différente du trijumeau, suivant que cette section est pratiquée entre le ganglion de Gasser et la protubérance, ou bien qu'elle est pratiquée au-delà du ganglion. Dans ce dernier cas, Longet faisait remarquer que l'on sectionnait des filets sympathiques qui, venus du ganglion cervical, se distribuaient au ganglion de Gasser et à la branche ophthalmique du trijumeau, et qui, par conséquent, restaient indemnes dans le premier cas. Mais, d'après M. le professeur Vulpian, les faits observés par Longet et d'autres observateurs, après l'arrachement du ganglion cervical supérieur, sont des faits exceptionnels.

« Pour ce qui concerne la paralysie des fibres vasomotrices, dit M. Vulpian dans ses leçons sur l'appareil vaso-moteur, considérée *comme cause déterminante* des lésions oculaires, consécutives à la section intra-crânienne du trijumeau, nous devons rappeler ce que nous avons dit, à savoir, que la section du grand sympathique au cou, ou l'arrachement du ganglion cervical supérieur, n'est suivi, dans l'immense majorité des cas, d'aucun indice d'inflammation de la conjonctive ni d'aucun trouble de la cornée. » Quant à savoir si la paralysie des fibres vaso-motrices, coupées en même temps que les autres fibres du nerf trijumeau, dans l'expérience de Magendie, constitue une *cause prédisposante* pour les altérations oculaires qui ont lieu dans ces conditions, il est difficile de ne pas l'admettre, malgré quelques données expérimentales qui semblent en opposition avec cette supposition. »

Meissner expliqua d'une autre façon que Longet la différence des résultats expérimentaux. Sur des lapins il pratiqua la section du trijumeau. A l'autopsie, il reconnut que chez les lapins qui, pendant la vie, avaient présenté les lésions oculaires habituelles, la partie la plus interne du trijumeau avait été seule sectionnée, tandis que chez ceux qui ne présentaient aucune lésion, la section, en respectant la partie interne, avait porté sur les parties externes du nerf. En presence de ces expériences, Meissner avança que la partie interne du nerf de la 5e paire contenait des fibres qui présidaient à la nutrition intime de l'œil. Alors O. Wyss, pour expliquer les lésions oculaires, admit la coïncidence de l'anesthésie prônée par Snellen et la suppression ou la section de la partie interne du trijumeau qui renferme les fibres trophiques de Meissner. La section du faisceau interne amoindrirait la propriété de résistance des membranes de l'œil aux agents extérieurs, contre lesquels l'anesthésie ne les protégerait pas du tout. « Mais, pour que l'interprétation, dit M. Vulpian, donnée par M. Meissner à ses expériences eût un caractère satisfaisant de vraisemblance, il eût fallu que ce physiologiste prouvât, tout d'abord, que les résultats observés ne pouvaient pas s'expliquer, en attribuant aux fibres vaso-motrices ce qu'il met au compte des prétendues fibres nerveuses trophiques. Il est possible, en effet, qu'il ait tantôt coupé et tantôt respecté, en faisant l'opération, les fibres vaso-motrices destinées à l'œil. D'ailleurs, il n'est pas certain que les fibres sensitives elles-mêmes ne puissent point transmettre aux tissus qu'elles innervent l'influence trophique que le centre nerveux, quel que soit le mécanisme de cette influence, exerce certainement sur la substance organisée vivante des animaux supérieurs. Et s'il en est ainsi, il est permis d'admettre qu'une section incomplète de la branche ophthalmique du trijumeau, tout en épargnant un assez grand nombre de fibres pour que la sensibilité ne soit pas éteinte dans le globe oculaire, et même pour que cette sensibilité puisse s'exalter sous l'influence de l'inflammation ultérieure des membranes de l'œil, peut cependant affaiblir l'influence nutritive du centre nerveux sur cet organe, pour que les altérations consécutives à la section intracrânienne du trijumeau s'y produisent comme dans les cas ordinaires. »

Après cette critique des expériences de Meissner, je pense que la section des filets de la partie interne du trijumeau n'a pas suffi à elle seule pour déterminer l'inflammation de la cornée, sans qu'aucun signe de l'hypérémie neuro-paralytique, comme le dit Meissner, n'ait précédé les troubles nutritifs, ou encore sans qu'il y ait eu préalablement inflammation ou simple irritation inflammatoire du nerf dans les sections iucomplètes.

Dans deux expériences, Schiff constata, comme Meissner un fait important : c'est qu'à la suite de la section du trijumeau, les lésions oculaires peuvent exister malgré la conservation de la sensibilité.

Dans la première expérience la section avait porté sur le bord interne du nerf ophthalmique; dans la seconde, sur le bord interne du ganglion de Gasser.

Je rappellerai que, dans le zona ophthalmique, les altérations de nutrition observées dans l'œil, coïncident le plus habituellement avec une éruption sur le côté du nez c'est-à-dire avec la névrite du nerf nasal ; or nous savons que les filets ciliaires que le trijumeau fournit à l'œil, se détachent du nasal, et que par conséquent, il y a transmission directe de la névrite du nasal aux filets ciliaires

Je ne terminerai pas cet article, sans donner l'opinion de M. Bouchut (*Du zona et de l'herpès produit par la névrite, Gazette des hôpitaux,* 1873, p. 17) dans une leçon sur le zona ophthalmique :

« Vous connaissez tous l'histoire des ophthalmies dites réflexes et des amauroses qui succèdent aux plaies du oourcil. C'est encore ici dans une névrite ascendante que nous retrouvons le chaînon, l'intermédiaire entre la lésion traumatique primitive et la lésion secondaire qui aboutit souvent à l'amaurose. Que se passe-t-il en pareil cas ? Le nerf sus-orbitaire contus, tiraillé, lacéré, rompu par le traumatisme, s'enflamme, l'irritation suit les tubes nerveux pour gagner le centre encéphalique, et en vertu des nombreux et inextricables filets anastomotiques dont elle sillonne la protubérance, cette névrite aseendante arrivée aux cellules d'origine du trijumeau, ne peut-elle pas se réfléchir *sur une de ses branches*, ou même gagner de proche en proche et enfin atteindre dans sa marche sourde et comme larvée les filets d'origine du nerf optique, où elle developpera une névrite secondaire à extension centrifuge ? »

« Qu'est-ce, en effet, que l'ophthalmie sympathique, sinon un trouble trophique du même genre, reconnaissant pour cause une pareille névrite ascendante? Vous connaissez le mot de notre immortel comédien : « Crevez-vous un œil, l'autre y verra plus clair. »

D'après ce que j'ai dit relativement aux nerfs ciliaires, je crois pouvoir conclure que cette inflammation est la cause des troubles nutritifs de la cornée et de l'iris. Mais, contrairement à l'opinion d'O. Wyss, de Steffan et d'Albert Hybord, je n'admets pas, parce que cela n'est pas démontré, que les altérations oculaires soient dues à l'irritation des fibres trophiques.

CHAPITRE VI.

ÉTIOLOGIE.

Nous diviserons les causes du zona en causes prédisposantes et en causes occasionnelles.

Causes prédisposantes. — Le sexe et l'âge paraissent jouer un certain rôle. Parmi les 24 observations que j'ai vues ou recueillies et qui n'ont pas été publiées, je trouve qu'il est deux fois plus fréquent chez les individus du sexe masculin que chez ceux du sexe féminin. Sur 24 malades, nous avons exactement 16 hommes et 8 femmes. Sur 94 malades, Albert Hybord a compté 60 hommes et 34 femmes. La proportion est sensiblement la même.

En ajoutant aux 94 malades mentionnés par Albert Hybord, nos 24 malades, nous avons un total de 118 cas de zona ophthalmique.

Rare dans l'enfance, cette affection est plus fréquente chez les individus d'un âge avancé. Sur 24 malades, nous avons 12 malades qui ont passé la cinquantaine; un cas à 15 ans, un à 18, deux cas de 20 à 30, cinq de 30 à 40 et quatre de 40 à 50.

Il est clair qu'avec 24 cas on ne peut faire de la statistique, mais si je confronte ces résultats avec ceux d'Albert Hybord, je les trouve à peu de chose près semblables. Il est constant qu'à partir de 40 ans, le zona ophthalmique est plus fréquent. On l'a observé deux fois à 80 ans et sept fois de 1 à 10 ans.

Dans les observations publiées jusqu'à ce jour, on ne recherche pas suffisamment les antécédents héréditaires. Malgré tout, je suis porté à croire, d'après ce que j'ai vu et d'après les renseignements que j'ai recueillis chez plusieurs goutteux et rhumatisants, que l'arthritis est une cause prédisposante puissante. Pour quelques auteurs, d'ailleurs, le zona est un signe certain de l'arthritis. Quelques observations permettent aussi de constater l'influence de la dartre ou de l'herpétisme. Enfin, la cause prédisposante la plus puissante est, sans contredit, la névralgie; son rôle, pour la plupart des auteurs, serait de prédisposer le nerf à une inflammation ou à une irritation inflammatoire.

Causes occasionnelles. — Je suis convaincu, comme Albert Hybord, que c'est à l'action du froid qu'il faut attribuer la majorité des zonas ophthalmiques.

Il ne me paraît pas inadmissible que certains aliments salés, épicés, aliacés, que certains poissons et mollusques remplissent le même rôle à l'égard du zona que celui qu'ils jouent dans la production de certains érythèmes.

« Les faits de Horner et de Julius Schiffer, dit Albert Hybord, permettent enfin de concevoir la possibilité du zona ophthalmique dans le cours de tumeurs comprimant et irritant le nerf trijumeau ou ses branches. »

Il est regrettable que l'autopsie de la malade dont nous avons parlée (obs. n° 6) n'ait pu être faite ; elle aurait été, selon toute vraisemblance, confirmative des faits précédents.

Leudet a parlé de l'apparition du zona ophthalmique à la suite de l'empoisonnement par la vapeur du charbon; Hutchinson a cité le cas d'un malade traité par l'arsenic, mais son interprétation est contestable.

Fréquence du zona ophthalmique. M. Galezowski, qui a eu l'extrême obligeance de me prêter ses livres d'observation, me permet d'établir que le zona est, en somme, une affection assez rare. Sur 36,064 individus atteints d'affections oculaires, qui vinrent à la clinique de M. Galezowski, du mois de mars 1869 au mois de septembre 1877, 19 présentèrent les lésions du zona ophthalmique. Cela fait un peu plus de trois malades par an, et un zona ophthalmique sur 4500 affections oculaires. Remarquons cependant qu'un certain nombre d'individus, atteints de zona ophthalmique avec altérations oculaires légères, ne consultent aucun oculiste.

CHAPITRE VII.

DIAGNOSTIC. — PRONOSTIC. — TRAITEMENT.

Le *diagnostic* est des plus simples. Je ne crois pas qu'il soit possible de confondre le zona avec le pemphigus ou l'eczéma aigu.

Mais un œdème considérable peut accompagner l'éruption des vésicules herpétiques et, par suite, aider à la confusion du zona avec l'érysipèle phlycténoïde.

Dans cette dernière affection, nous avons des symptômes généraux qui n'existent pas habituellement dans le zona, un frisson d'une durée et d'une intensité variables et qui s'accompagne de nausées, de vomissements, d'une céphalalgie intense et de fièvre. La température, dans l'érysipèle, est élevée et indique nettement qu'il y a fièvre pendant la durée de la maladie.

Les bulles de l'érysipèle sont plus grosses et disséminées, tandis que les vésicules du zona sont plus petites, réunies en groupes ou placées comme des jalons, les unes à la suite des autres, sur une surface cutanée plus ou moins étendue.

Le siége de l'affection qui ne dépasse jamais la ligne médiane, éveille de suite l'attention du médecin. L'érysipèle, au contraire, est caractérisé par une marche régulièrement extensive, et ne s'arrête pas à la ligne médiane.

Comme antécédents, les névralgies se constatent fréquemment dans le zona; elles n'existent pas dans l'érysipèle.

Le zona laisse des cicatrices indélébiles, il ne récidive pas; rien de semblable dans l'erysipèle.

Le *pronostic* est sérieux chez les gens âgés. Les névralgies consécutives sont plus fréquentes chez eux qu'aux autres âges de la vie. « Joy Jeffries, dit Albert Hybord, attribue la mort de sa malade, âgée de 80 ans, à l'épuisement amené par la violence des douleurs; chez le malade d'O. Wyss, une embolie partie de la veine ophthalmique, est allé produire un œdème pulmonaire. »

Enfin, on a constaté des lésions oculaires assez graves, et une seule fois, il est vrai, la perte de l'œil.

Traitement. — Le plus habituellement le zona guérit spontanément. On doit respecter les vésicules, c'est-à-dire les saupoudrer d'amidon ou prescrire des topiques émollients. Le saindoux frais, sans être fondu, assouplit et ramollit la peau qui parfois est sèche et comme parcheminée; il agit, de plus, en isolant les surfaces enflammées du contact de l'air ambiant.

Beaucoup d'auteurs préconisent le collodion élastique riciné comme moyen palliatif et comme moyen résolutif. M. Guibout est enthousiaste de ce mode de traitement. Le collodion, suivant lui, a toutes les propriétés; il est rafraîchissant, calmant, il dissipe la congestion, il met les parties à l'abri du contact de l'air, et, de plus, « il garantit presque infailliblement les malades de ces douleurs névralgiques si intenses et si opiniâtres, qui sont la complication la plus fréquente et la plus redoutable du zona. » Malgré tout, nous ne croyons pas qu'il soit utile dans le zona de la face où les tissus sont trop délicats pour supporter la moindre compression. Dans le cas d'œdème, la contre-indication serait formelle.

Parmi les prodromes, ou quelques jours après l'apparition des vésicules, il peut exister des phénomènes d'embarras gastrique. Le médecin combattra de suite l'état saburral des voies digestives par l'administration d'un purgatif salin et par la prescription de boissons acidulées et rafraîchissantes.

A la période de dessiccation, la suppuration peut s'établir sous les croûtes, détruire le derme dans une profondeur plus ou moins grande et déterminer des démangeaisons fort vives. Si la présence du pus est nettement accusée, le médecin s'opposera à la destruction du derme et à la production des cicatrices consécutives par un moyen bien simple : le malade trempera un linge dans de l'eau chaude, et, quand il l'aura bien imbibé, le passera sur le front et sur la face pour ramollir les croûtes déjà épaisses et résistantes, en précipiter la chute, et par suite s'opposer à la stagnation du pus.

A la moindre apparence de lésions oculaires, on emploiera le sulfate d'atropine pour empêcher les synéchies postérieures. On ne cherchera pas à combattre la conjonctivite par des collyres énergiques, comme par exemple le collyre au nitrate d'argent; tout traitement de ce genre serait inefficace. Le malade se bornera à laver son œil avec une œillère remplie d'eau de roses, et, plus tard, à la chute des croûtes, à faire des lotions sur le globe oculaire et sur les surfaces cutanées, enflammées et douloureuses, avec de l'eau bien chaude. Immédiat, quoique passager, sera le soulagement produit par l'eau quasi bouillante.

Au moment de la convalescence, et plus tard, si les douleurs de la névrite et de la névralgie persistent, on emploiera une pommade avec de fortes proportions de chlorhydrate de morphine; les injections hypodermiques à la morphine et au bromhydrate de quinine seront plus ou moins avantageusement employées. Tantôt on aura recours au chloral, aux préparations de belladone et d'opium, aux pilules de Méglin et de Hotot ; tantôt sur les points douloureux on appliquera des préparations calmantes de toutes sortes, pommade au chloroforme, mélange d'huile et de chloroforme, onguents belladonés, que l'on recouvrira d'un taffetas gommé pour empêcher l'évaporation de leurs principes actifs.

L'emploi des courants continus a été suivi d'excellents résultats. Maintes fois les malades ont reconnu que l'électricité seule calmait leurs souffrances, leur permettait de reposer, et que c'était à elle qu'ils devaient leur guérison. Deux séances par jour, d'un quart d'heure chacune, sont suffisantes pour rétablir la conductibilité du nerf et son excitabilité normale. Les courants peuvent être fournis par l'appareil de Remak. A la première séance, on commencera par douze éléments, qui donneront une déviation de 15 degrés de l'aiguille galvanométrique. Les jours suivants, on poussera jusqu'à 15 et 20 éléments, qui donneront une déviation de l'aiguille de 20 à 25 degrés. C'est le pôle négatif qu'on aura soin de promener sur les points douloureux.

Enfin, quand la thérapeutique est impuissante à calmer les élancements douloureux de la névralgie, il reste une dernière ressource : la section à ciel ouvert ou la section sous-cutanée du nerf sus-orbitaire. Nous avons vu, chez un malade opéré par M. Abadie, la suppression immédiate des douleurs névralgiques et l'insensibilité absolue à tous les agents extérieurs.

CONCLUSIONS.

1° Le zona ophthalmique est l'éruption herpétique dont les divers groupes de vésicules sont en rapport avec les ramifications superficielles de la première branche du trijumeau.

2° L'éruption vésiculeuse peut envahir séparément ou conjointement chaque partie de la surface cutanée, innervée par la branche ophthalmique ; mais chaque partie de cette surface n'est pas intéressée avec la même fréquence : le front, ou plutôt le tiers interne du front est la portion du district de l'ophthalmique qui est le plus souvent atteinte.

3° La muqueuse nasale est, dans certains cas, envahie par l'éruption.

4° Parfois l'éruption se complique d'un œdème considérable qui peut faire croire à un érysipèle phlycténoïde.

5° L'œil souffre rarement quand les vésicules ne siégent pas sur le territoire des branches du nerf nasal ; il souffre habituellement quand tout le côté du nez est envahi.

6° Les altérations oculaires qui coïncident avec l'éruption vésiculeuse sont, par ordre de fréquence : la conjonctivite, la kératite et l'iritis. La kératite et l'iritis peuvent se montrer réunies ou isolément. Les leucomes et les synéchies postérieures ne sont pas des accidents rares.

7° Le zona est la manifestation cntanée de l'irritation ou plutôt de l'inflammation d'un point quelconque d'un tronc nerveux mixte, d'un tronc nerveux sensitif, d'un ganglion spinal, d'une racine postérieure, ou des cordons postérieurs de la moelle.

8° Le zona ophthalmique est la manifestation cutanée de l'irritation, de l'inflammation du ganglion de Gasser ou d'un point quelconque de la branche ophthalmique.

9° Les lésions de la cornée et de l'iris sont également dues à la propagation d'une névrite, à l'inflammation des filets ciliaires qui se détachent du nasal.

10° L'inflammation du ganglion de Gasser ou de la branche ophthalmique se propage suivant la longueur du nerf jusqu'à ses ramifications périphériques. Les extrémités papillaires des fibres nerveuses sensitives provoquent, du côté de la peau et des muqueuses, une sécrétion séreuse qui à son tour donne lieu à la formation de vésicules herpétiques.

11° Le traitement des névralgies consécutives se fera par les courants continus ou par la section du nerf sus-orbitaire.

12° A la période de convalescence, la température de la surface cutanée envahie par l'éruption, s'abaisse relativement à la surface correspondante du côté opposé, de 1 à 2 degrés.

13° La pathogénie du zona ophthalmique nous démontre qu'on a souvent confondu le zona des piliers du voile du palais avec l'angine herpétique.

Paris. A. PARENT, imprimeur de la Faculté de Médecine, rue M^r-le-Prince, 31.

NOUVELLES PUBLICATIONS DE LA LIBRAIRIE V. ADRIEN DELAHAYE ET Cie

Des diarrhées chroniques, et de leur traitement par les Eaux de Plombières, par le docteur BOTTENTUIT, ancien interne des hôpitaux de Paris, rédacteur en chef de la *France Médicale*, médecin consultant aux eaux de Plombières, etc. in-8° 2 fr.

Guide médical aux Eaux de Plombières, par les docteurs BOTTENTUIT et HUTIN, avec 18 gravures et un plan des environs. Edition Diamant, reliée 3 fr.

Traité pratique des maladies des reins, par S. ROSENSTEIN, professeur de clinique médicale à Grœningue, Traduit de l'allemand par les docteurs BOTTENTUIT et LABADIE-LAGRAVE, 1 vol. in-8 .... 10 fr. »
Cartonné .... 11 fr. »

Le diabète sucré et son traitement diététique, par A. CANTANI, professeur et directeur de clinique médicale à l'Université royale de Naples. Ouvrage traduit et annoté par le Dr H. CHARVET. 1 vol. in-8, avec 3 planches. Broché .... 8 fr. »

Maladies chirurgicales du pénis, par J.-N. DEMARQUAY, chirurgien de la Maison municipale de santé, membre de l'Académie de médecine. Ouvrage publié par les docteurs G. VŒLKER et J. CYR. 1 vol. in-8, avec figures dans le texte et 4 planches en chromolithographie. Broché .... 11 fr. »
Cartonné .... 12 fr. »

Leçons de clinique médicale, faites à l'hôpital de la Charité, par le professeur JACCOUD. 1 fort vol. in-8 de 878 pages, avec 29 figures et 11 planches en chromolithographie, 3e édition, avec un joli cartonnage en toile .... 16 fr.

Leçons de clinique médicale, faites à l'hôpital Lariboisière par le professeur JACCOUD 2e édit. 1 vol. in-8 accompagné de 10 planches en chromolith. Cartonné. 16 fr.

Traité d'anatomie descriptive, avec figures intercalées dans le texte, par PH.-C. SAPPEY, professeur d'anatomie à la Faculté de médecine de Paris, etc. 3e édition entièrement refondue, 4 vol. in-8. 1876-1877 .... 60 fr.
Cartonné .... 65 fr
Quelques exemplaires sur papier velin .... 80 fr.

Leçons de clinique obstétricale, professées à l'hôpital des Cliniques, par le Dr DEPAUL, professeur de clinique d'accouchements à la Faculté de médecine de Paris, membre de l'Academie de médecine, rédigées par M. le D^r DE SOYRE, chef de clinique, revues par le professeur. 1 vol. in-8, avec figures intercalées dans le texte .... 16 fr. »

Clinique médicale, par le Dr GUENEAU DE MUSSY, médecin de l'Hôtel-Dieu, membre de l'Académie de médecine, etc. 2 vol. in-8 .... 24 fr. »

Traité pratique des maladies du larynx, précédé d'un Traité complet de laryngoscopie, par le D^r CH. FAUVEL, ancien interne des hôpitaux de Paris. 1 vol. in-8, avec 144 figures dans le texte et 20 planches, dont 7 en chromolithographie. Broché .... 20 fr. »
Cartonné .... 21 fr. »

L'ancienne Faculté de médecine de Paris, par M. CORLIEU. 1 vol. petit in-8, de 283 pages. 1877 .... 5 fr. »

Les causes de la gravelle et de la pierre étudiées à Contrexéville pendant neuf années de pratique médicale, par DEBOUT. 1 vol. in-8 de 138 pages avec 32 figures dans le texte. 1876 .... 3 fr. »

Essai sur les variations de l'urée et de l'acide urique dans les maladies du foie, par GENEVOIX. In-8 de 107 pages. 1876 .... 2 fr. 50

Traité d'anatomie pathologique, par M. LANCEREAUX, professeur agrégé à la Faculté de médecine de Paris, médecin des hôpitaux, etc. Tome 1er. Anatomie pathologique générale. 1 fort vol. in-8 de 838 pages avec 267 figures intercalées dans le texte. 1877. 20 fr. Cartonné .... 21 fr. »

Leçons sur les affections de l'appareil lacrymal comprenant la glande lacrymale et les voies d'excrétion des larmes, par MM. PANAS et CHAMOIN. 1 vol. in-8 avec figures dans le texte. 1877 .... 5 fr. »

Leçons cliniques sur les maladies du cœur, professées à l'Hôtel-Dieu de Paris, par M. BUCQUOY. *Troisième édition*, 1 vol. in-8 de 170 pages, avec figures dans le texte, cartonné en toile. 1873 .... 4 fr. »

Leçons cliniques sur la syphilis étudiée plus particulièrement chez la femme, par M. Alfred FOURNIER, professeur agrégé, médecin de l'hôpital de Lourcine. 1 fort vol. in-8 avec tracés sphygmographiques. 1873. Br. 15 fr. Cart. .... 16 fr. »

Frascator : la Syphilis, 1530 ; le Mal français, 1546, par M. Alfred FOURNIER ; traduction et commentaire. 1 vol. in-12 de 210 pages. 1870 ... 2 fr. 50

Paris. — A. PARENT, imprimeur de la Faculté de Médecine, rue M.-le-Prince, 29-31.

www.ingramcontent.com/pod-product-compliance
Ingram Content Group UK Ltd.
Pitfield, Milton Keynes, MK11 3LW, UK
UKHW020354230726
13925UKWH00003B/1114